HEFTE ZUR UNFALLHEILKUNDE

BEIHEFTE ZUR „MONATSSCHRIFT FÜR UNFALLHEILKUNDE UND VERSICHERUNGSMEDIZIN"

HERAUSGEGEBEN VON PROF. DR. A. HÜBNER, BERLIN

HEFT 63

DIE BEGUTACHTUNG DER TRAUMATISCHEN LEISTENBRÜCHE

VON

DR. H. GUMRICH UND DR. M. FÄRBER

CHIRURGISCHE UNIVERSITÄTSKLINIK TÜBINGEN
DIREKTOR: PROF. DR. W. DICK

MIT 2 ABBILDUNGEN

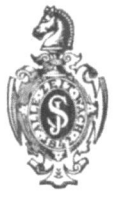

1960

SPRINGER-VERLAG / BERLIN · GÖTTINGEN · HEIDELBERG

Alle Rechte, einschließlich das der Übersetzung in fremde Sprachen, vorbehalten. Ohne ausdrückliche Genehmigung des Verlages ist es auch nicht gestattet, dieses Buch oder Teile daraus auf photomechanischem Wege (Photokopie, Mikrokopie) zu vervielfältigen
© by Springer-Verlag OHG, Berlin · Göttingen · Heidelberg 1960

ISBN-13: 978-3-540-02555-9   e-ISBN- 978-3-642-94802-2

DOI: 10.1007/ 978-3-642-94802-2

Die Wiedergabe von Gebrauchsnamen, Handelsnamen, Warenbezeichnungen usw. in diesem Buch berechtigt auch ohne besondere Kennzeichnung nicht zu der Annahme, daß solche Namen im Sinne der Warenzeichen- und Markenschutz-Gesetzgebung als frei zu betrachten wären und daher von jedermann benutzt werden dürften

Geleitwort

Praktische Ärzte und gar nicht so selten auch solche, die als Gutachter tätig sind, bestätigen ihren Patienten, wie es mir scheinen will, *allzu leichtfertig* die traumatische Genese einer Hernie. Die Folgen einer ungerechtfertigten derartigen Bescheinigung sind bisweilen gar nicht abzusehen. Rentenansprüche werden erhoben und beschäftigen nun einerseits Gutachter und Gerichte bis in die höchsten Instanzen, andererseits Zweckverbände Geschädigter selbst durch Jahre hindurch. Nach Erschöpfung aller Rechtsmittel und nach endgültiger Ablehnung der Anerkennung als Unfallfolge oder Wehrdienstbeschädigung resultiert ein verbitterter Mensch, der das Gefühl nicht los wird, Unrecht erlitten zu haben, und der sich nur schwer oder auch überhaupt nicht mehr in die soziale Ordnung einfügt. Meist führen derartige anfängliche Fehlbeurteilungen aber auch dazu, daß eine indizierte Radikaloperation einer Hernie, die den Patienten leicht und rasch wieder völlig gesund machen würde, unterbleibt, da der Kranke sich ja nicht seiner vermeintlich berechtigten Rentenansprüche begeben will, auch dann nicht, wenn die Anerkennung der Hernie als Unfallfolge endgültig abgelehnt worden ist. Die Hernie ist nun zu einem Angelpunkt geworden, um den sich alles dreht, und muß jetzt als Zeugnis erlittenen Unrechts konserviert werden.

Fehlende Erfahrung des behandelnden bzw. erstbegutachtenden Arztes und die Unkenntnis der vorhandenen Literatur sind wohl die Ursachen solcher bedauerlichen Fehlbeurteilungen, denn die zahlreichen Autoren, die sich mit dem Problem der traumatischen Hernie befaßten, sind sich, so verschieden ihre Auffassungen auch sonst sein mögen, einig, daß sehr strenge Maßstäbe bei der Anerkennung eines Bruches als Unfallfolge angelegt werden müssen. Da die einschlägige Literatur weit verstreut und für den Praktiker oft nicht leicht erreichbar ist, schien es nicht unzweckmäßig, die Kenntnisse über die traumatische Hernie zusammenfassend darzustellen und dem gutachterlich tätigen Arzte Hinweise zu geben, die es ihm ermöglichen, einerseits dem Verletzten zu seinem Recht zu verhelfen, andererseits aber auch unberechtigten Ansprüchen entgegenzutreten.

Tübingen, März 1960   W. Dick

Inhaltsverzeichnis

I. Einleitung 1
II. Die Anatomie der Leistengegend 2
III. Definition und Aufbau der Hernien 7
IV. Einteilung der Leistenbrüche nach anatomischen Gesichtspunkten . . . 10
V. Einteilung der Leistenbrüche nach ätiologischen Gesichtspunkten . . . 15
VI. Die traumatischen Leistenhernien 21
VII. Eigene Ergebnisse der Prüfung von 1428 Leistenbruchfällen auf traumatische Entstehung 30
VIII. Zusammenfassung 32
  Beurteilung 38
  Literatur 39

I. Einleitung

Noch heute ist in Laienkreisen die Ansicht verbreitet, daß Leistenbrüche durch ein Trauma, besonders durch schweres Heben verursacht werden. Der Arzt, der in solchen Fällen die Entstehung der Hernien begutachten soll, steht oft vor Schwierigkeiten. Auf der einen Seite stehen die Angaben des Patienten, der Trauma und Auftreten des Leistenbruches zueinander in Beziehung setzt; auf der anderen Seite ist eine Anerkennung der traumatischen Entstehung nach wissenschaftlichen Erkenntnissen nur unter bestimmten Bedingungen möglich.

An Hand der anatomischen Verhältnisse, — die zuerst kurz besprochen werden, — soll der Begriff der Leistenhernie und ihr Aufbau dargestellt werden. Weiter soll die Einteilung der Leistenbrüche nach anatomischen und ätiologischen Gesichtspunkten folgen. Im anschließenden Abschnitt soll dann geprüft werden, ob die Bestimmungen der Reichsversorgungsgerichtsentscheidung vom 1. 4. 1921, nach denen sich die richterliche Beurteilung heute weitgehend richtet, noch mit den heutigen wissenschaftlichen Erkenntnissen übereinstimmen. Zu diesem Zweck wird an Hand eines ausgedehnten Literaturstudiums die Stellungnahme der deutschen Gutachter in den letzten Jahrzehnten erwähnt, der dann die Ansichten in der ausländischen Literatur gegenübergestellt werden.

Aus naheliegenden Gründen sind es hauptsächlich Anatomen, Pathologen und Chirurgen, die sich mit dieser Frage beschäftigt haben. Die Anatomen und Pathologen weisen an entwicklungsgeschichtlichen Vorgängen die Anlage zum Leistenbruch nach, — und die Chirurgen zeigen, daß trotz der relativ häufigen Angabe eines Traumas als Ursache für einen Leistenbruch entsprechende Operationsbefunde sehr selten sind.

Zur Bestätigung der in der Literatur begründeten Ansichten sollen zum Schluß die Operationsbefunde von Patienten in den Jahren 1947 bis 1956 aus der Chirurgischen Universitätsklinik Tübingen, — die ein Trauma als Ursache eines Leistenbruches anschuldigen — herangezogen und in Beziehung zur Gesamtzahl der Leistenbruchträger in diesen Jahren gesetzt werden.

II. Die Anatomie der Leistengegend

Die Verhältnisse bei der Bruchentstehung und beim ausgetretenen Bruch seien an Hand der Anatomie vergegenwärtigt. Neben der anatomischen Darstellung soll in Anlehnung an THÖLE gleichzeitig die Bedeutung der einzelnen anatomischen Substrate für die Bruchbildung und ihr Anteil an den sogenannten Bruchanlagen erörtert werden.

Die meisten Brüche sind Leistenbrüche. Unter den Leistenbruchträgern ist das männliche Geschlecht weit mehr befallen als das weibliche. Diese Tatsache weist darauf hin, daß eine örtliche Disposition zur Bruchbildung vorliegt. Es muß eine Unvollkommenheit im anatomischen Gefüge der Leistengegend — besonders beim Manne — angenommen werden, die — wie später gezeigt wird — auch vorhanden ist.

Die Leistengegend ist eine dreieckig gestaltete, dicht oberhalb des Leistenbandes gelegene Partie der vorderen Bauchwand. Unter dem Begriff Leiste versteht GRASER einen scharf vorspringenden Faserzug, der zwischen der Spina ilica ventralis und Symphyse bei muskulösen Menschen deutlich sichtbar ist. Die Grundlage der Leiste bildet das Leistenband, dessen wesentlicher Bestandteil der untere freie Rand der Aponeurose des M. obliquus abdominis externus ist. Zur Verstärkung strahlen noch andere Fascien ein. Das Leistenband vermittelt einerseits den Übergang zwischen der Aponeurose des M. obl. abd. ext. und der Fascia lata des Oberschenkels, die hier linear aneinanderstoßen. Dadurch, daß aber auch der M. obl. abd. int. und der M. transversus — gedeckt von der Aponeurose des M. obl. abd. ext. — ihm anhaften, stellt es gleichzeitig eine lineare Verankerungsstelle zwischen den breiten Bauchmuskeln und der Fascia lata dar. Der mediale Teil des Bandes besteht lediglich aus der Externusaponeurose, während im lateralen Teil vier Aponeurosen bzw. Fascien das Leistenband bilden (Externusaponeurose, Fascia ilica, Fascia lata und Fascia transversa).

Der M. obl. abd. ext. besitzt in der Leistengegend überhaupt keinen Muskelanteil. Außerdem erleidet die Leistengegend aber eine Schwächung ihrer Widerstandsfähigkeit dadurch, daß die breite Bauchmuskulatur nicht in gleichmäßiger Stärke vom Leistenband entspringt. Es macht sich vielmehr entlang dieser Ursprungsstellen von lateral nach medial eine deutliche Verjüngung der Bauchwandstärke infolge allmählicher Verschmelzung der fleischigen Muskelursprünge geltend:

Bei der Präparation finden wir folgende Bauchwandschichten: (Abb. 1) Unter dem subcutanen Bindegewebe liegt die *Fascia superficialis*. Diese ist im Bereich des äußeren Leistenringes locker mit der Unterlage und der Linea alba verbunden. Oberhalb davon ist die Verbindung fester. Die Leistenfurche entsteht an dieser Stelle durch eine festere Verbindung der Fascia superficialis mit der Subcutis nach vorn und mit dem Leistenband nach hinten. Die Fascia superficialis setzt sich als äußere Hülle (sog. Coopersche Fascie) auf den Samenstrang fort.

Die Bedeutung der Fascia superficialis bei der Bruchbildung liegt darin, daß sie einem entstehenden Bruch den Weg in den Hodensack weist. Sie bedeckt bei jedem Leistenbruch — ob direkt oder indirekt — den Bruchsack und den Samenstrang.

Die zweite Bauchwandschicht wird von der *Aponeurose des Musculus obliquus abdominis externus* gebildet. Sie vereinigt sich medial mit Faserzügen der vorderen Rectusscheidewand und ist beteiligt an der Bildung der Linea alba. Ihre Faserrichtung verläuft in schräger Richtung von außen oben nach innen unten. Sie ist mit der vorderen Rectusscheide nicht in der ganzen Breite verwachsen, sondern läßt sich von ihr oben 2 cm weit, unten bis zur Linea alba stumpf trennen. Kaudalwärts ist sie recht lose mit dem Musculus obliquus abdominis internus und der Rectusscheide verbunden. Diese lockere Verbindung spielt nach THÖLE eine *wesentliche Rolle bei der Bruchentstehung*. Etwa 10 cm oberhalb des äußeren Leistenrings weichen die Sehnenbündel deutlich auseinander, der Zwischenraum wird in Richtung des Schambeinkammes immer größer. Medial wird der Spalt begrenzt vom *inneren Pfeiler* oder Crus mediale, der *äußere Pfeiler* oder Crus laterale ist stärker, bei ihm liegen die Fasern dichter. Diese Fasern gehen zum Teil in die Adductorenfascie über. Die Randfasern setzen am Tuberculum pubicum an. Je weiter sie nach außen ziehen, um so mehr setzen die Fasern dorsalwärts an. Diese fächerförmige Ausbreitung bildet das nach außen sich mehr und mehr horizontal stellende *Ligamentum Gimbernati* (Abb. 2). Die Randfasern des äußeren Pfeilers umgreifen den Samenstrang von lateral und hinten. Das caudale Ende des Aponeurosenspaltes wird zu einem vollständigen ovalen Ring — dem äußeren Leistenring — durch Faserzüge, die die beiden Schenkel miteinander verbinden, die *Fibrae intercrurales*. Ihre Ausbildung und Festigkeit ist individuell verschieden, namentlich ihr Herabreichen nach caudal, wovon die Weite des Leistenringes abhängt.

Die Entfernung beider Schenkel des Aponeurosenspaltes beträgt beim Manne bis zu 27 mm, bei der Frau etwa 7—10 mm. Von der Externusaponeurose hängt einmal die Weite des äußeren Leistenringes und zum anderen die Weite des Aponeurosenspaltes ab. Nach THÖLE und SCHAREZKY spielt die Weite des äußeren Leistenringes als Bruchanlage keine besondere Rolle. Allerdings weist THÖLE nicht von der Hand, daß ein weiter Leistenring den rascheren Übergang eines interstitiellen Bruches zu einem fertigen Bruch begünstigt.

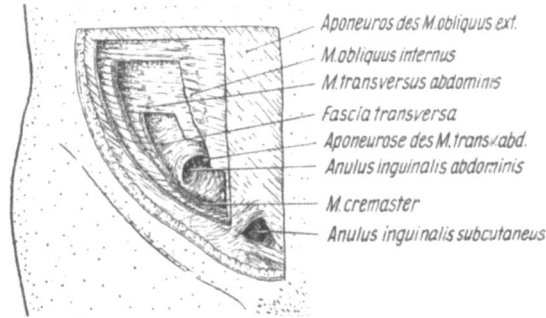

Abb. 1. Ausschnitt aus der rechten Leistengegend zur Darstellung sämtlicher Bauchwandschichten (Fun. sperm. herausgenommen). Nach TANDLER und BUMM

MARGORIN untersuchte die Leistenringe bei 1163 Männern. Er fand, daß bei etwa 20% weite Leistenringe bestanden, die aber seiner Meinung nach in keine direkte Beziehung zur Entstehung von Leistenbrüchen zu bringen waren. In der Tat sind die rechtsseitigen Leistenbrüche häufiger als die linksseitigen. MARGORIN aber begegnete den weiteren Leistenringen gleich häufig rechts und links. Weiter ist bekannt, daß Menschen mit schwacher Bauchwandmuskulatur öfter Brüche haben. Weite Leistenringe sind dagegen häufiger gerade bei kräftig-muskulös gebauten Männern zu finden.

Eine weiche Leiste hängt viel von der Breite des Aponeurosenspaltes ab. THÖLE versteht darunter, daß sich beim Pressen und im Stehen ein wurstförmiges Gebilde schräg von außen oben nach unten innen vorwölbt, wobei alle hinter der Aponeurose gelegenen Schichten durch die andrängenden Eingeweide durch den weiten Aponeurosenspalt vorgewölbt werden. THÖLE hebt mit Recht hervor, daß längst nicht alle weichen Leisten zu einem Bruch führen.

Zu dieser Frage finden wir in KIRSCHNER-NORDMANN: „Als weiche Leiste bezeichnet man den Zustand, bei dem der untersuchende Finger unter Einstülpung der Skrotalhaut in den Leistenkanal eingeführt werden kann, ohne daß ein Bruch fühlbar ist. Drängt sich beim Husten und Pressen etwas an, das von selbst wieder zurückgeht, so spricht man von einer Bruchanlage."

Die dritte Schicht, der *M. obl. abd. internus*, wird erst sichtbar, wenn man die Aponeurose des M. obl. abd. ext. durchtrennt und zurückgeschlagen hat. In der Leistengegend reicht der M. obl. abd. int. mit seinen horizontal verlaufenden Muskelfasern, die im lateralen Anteil des Leistenbandes entspringen, bis nahe an den lateralen Rand der Rectusscheide heran; erst hier gehen die Muskelfasern in die Aponeurose über. Der mediale Teil des Leistenbandes dient nicht zum Ursprung von Fasern des M. obl. abd. int. Dieser endet vielmehr mit einem nach caudal freien Rand etwas oberhalb des Leistenbandes. So entsteht ein Dreieck, in dem die mittlere Schicht der Bauchmuskulatur fehlt. Der caudale Rand des M. obl. abd. int. begrenzt das Dreieck von oben, caudal wird es vom Ligamentum inguinale und medial durch den lateralen Rand der Rectusscheide umrandet. Im lateralen Winkel dieses Dreiecks erscheint der Samenstrang.

HOWELL und BRAZIER beschreiben einen M. obl. abd. int. accessorius, der meist unter, manchmal aber auch über dem M. obl. abd. int. liegt und eine schmale Muskelverstärkung in der Gegend des inneren Leistenringes bildet, wo beim Menschen eine besonders starke Beanspruchung der Bauchmuskulatur besteht. Der Muskel ist nicht immer, aber sehr häufig anzutreffen. Er findet sich nicht bei Säugetieren, sondern ist wohl durch die aufrechte Haltung des Menschen bedingt.

Das Verhalten des *M. transversus abdominis* als der vierten Bauchwandschicht ist ähnlich jenem des M. obl. abd. int. Auch er entspringt im lateralen Teil des Lig. inguinale. Sein Muskelanteil geht schon weiter lateral in die Aponeurose über.

In manchen Fällen reichen die beiden Muskeln nicht so weit nach caudal. Die Bauchwand besteht dann dicht über dem Beckenrand nur aus der Externusaponeurose, der Fascia transversalis und dem Bauchfell. Diesen Zustand bezeichnet THÖLE als „Pointe de hernie". Bei sonst kräftiger Bauchmuskulatur tritt dabei beim Pressen im Stehen unter dem hochstehenden Internusrand außen neben dem äußeren Leistenring eine rundliche Vorwölbung auf. Nach THÖLE ist die „Pointe de hernie" eine Bruchdisposition wie die weiche Leiste mit denselben Folgen. HÄGLER setzt die „Pointe de hernie" der weichen Leiste gleich.

MURRAY und MAC GREGOR beschreiben noch einen sphincterartigen Verschluß des inneren Leistenringes durch den M. obl. abd. int. und den M. transversus. THÖLE erkennt diesen Sphincter nicht an. Seiner Meinung nach handelt es sich dabei nur um ein Anpressen des Internusrandes gegen den Samenstrang von vorn, wenn der Muskel weit herabreicht.

Die fünfte Schicht, *die Fascia transversalis*, besteht aus lockerem Bindegewebe. Sie überzieht die dem Bauchraum zugekehrte Fläche des M. transversus und dient dem Peritoneum als Grundlage. Ihre Struktur entspricht an jeder Stelle ihrer funktionellen Beanspruchung.

Nach CUPEI wird die hintere Wand des Leistenkanals ausschließlich von der Fascia transversalis gebildet. Die hintere Wand erfährt noch eine Verstärkung durch den M. obl. abd. int. und den M. transversus, sowie durch Fasern des Leistenbandes.

Die Fasern der Fascia transversalis verlaufen ringförmig um den inneren Leistenring und werden hier noch besonders verstärkt durch das sog. Ligamentum interfoveolare Hesselbach (Abb. 2). THÖLE lehnt die Bezeichnung „innerer Leistenring" ab und bezeichnet die an dieser Stelle vorhandene Falte der Fascia transversalis als Plica semilunaris. Er begründet die Bezeichnung damit, daß ja kein Ring, sondern nur eine Falte vorhanden sei, die 3—5 cm nach außen vom „inneren Leistenring" liege.

Der innere Leistenring zeichnet sich dort, wo das parietale Bauchfell über ihn hinwegzieht, in einer grübchenförmigen Einziehung, der sog. Fovea inguinalis lateralis ab, die bei Betrachtung der Bauchwand von hinten deutlich zu erkennen ist (Abb. 2). Die dünne Stelle der Fascia transversalis zwischen dem medialen Rand des Lig. interfoveolare und dem lateralen Rand der Falx inguinalis entspricht der Fovea inguinalis medialis. Es ist die Stelle, welche oft zu direkten Leistenbrüchen Veranlassung gibt.

Wenn die Fascia transversalis mit einem deutlichen Trichter auf den Samenstrang übergeht, so bezeichnet das THÖLE als die vierte Bruchdisposition. CUPEI sieht die Bedeutung der Fascia transversalis darin, daß sie bei guter Ausbildung stark genug ist, dem Bauchdruck Stand zu halten. Selbst unvollständige Obliteration des Processus vaginalis peritonei — von dem später noch die Rede sein wird — braucht noch nicht zu einer Hernie zu führen, wenn die Fascia transversalis am inneren Leistenring gut ausgebildet ist. CUPEI schreibt dabei dem Bauchdruck nur eine auslösende Bedeutung zu. Er allein könne keine Hernie verursachen. Eine normal entwickelte Fascia transversalis halte jedem Bauchdruck stand. Wenn sie funktionell stark beansprucht würde, so führe das nicht zu einer Schwächung der elastischen Fasern, sondern infolge Anpassung zur Verstärkung derselben. Ein einmaliges Trauma könne also nur dann als Ursache für Leistenhernien angesehen werden, wenn die Fascia transversalis verletzt wäre (Rißbruch).

Als letzte Schicht seien noch das *Bauchfell* und seine Fortsetzung — der *Processus vaginalis peritonei* — beschrieben. Eine kurze entwicklungsgeschichtliche Darstellung erscheint dazu notwendig:

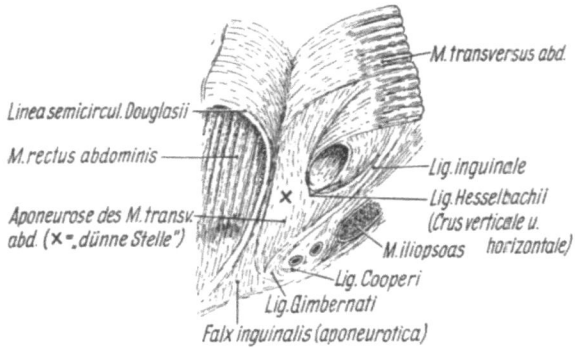

Abb. 2. Anulus inguinalis abdominis von innen. (Nach TANDLER)

Die Hoden entwickeln sich in der Höhe des dritten Lendenwirbels an der medialen Seite der Urniere und liegen auf der inneren Bauchfascie hinter dem Bauchfell. Durch ein Gekröse treten die Gefäße und Nerven ein. Um seine endgültige Lage zu erreichen, muß der Hoden einen Descensus durchmachen. Bei diesem Descensus spielt der Bandapparat der Keimdrüsen eine große Rolle. Dieser besteht aus einem Band zwischen Urniere und Zwerchfell und einem zweiten Band, das sich zwischen dem caudalen Ende der Urniere bis zur Leistengegend ausstreckt und sich beim Manne zum Leitband des Hodens — dem nach HUNTER benannten Gubernaculum testis ausbildet. Nach THÖLE stellt dieses Band das Mesenterium der Urniere dar. Bereits im Anfang des dritten Embryonalmonates entwickeln sich in der caudalen Partie der vorderen Bauchwand zwei Peritonealtaschen, — die Processus vaginales peritonei. Sie dringen in schräger Richtung nach unten medialwärts vor, indem sie alle Bauchwandschichten mit Ausnahme der Haut und des subcutanen Fettgewebes vorbuchten, um sich schließlich in je eine Scrotalhälfte hinabzusenken und hiermit das Scrotallumen zu bilden. THÖLE betont, daß der Proc. vag. per. nicht durch den herabsteigenden Hoden vom Bauch her ausgestülpt wird, wie man früher annahm, sondern schon fertig gebildet ist, wenn der Descensus des Hodens beginnt. Dies zeigt sich bei dem Zustand des Kryptorchismus, bei dem ein offener Proc. vag. per. vorhanden sein kann und oft vorhanden ist. Die eigentliche Bildung des Proc. vag. per. stellt sich THÖLE so vor, daß der Rumpf des Embryos wächst und das Ligamentum Hunteri nicht mitwächst. Wenn jetzt im dritten Monat die Geschlechtswülste nach vorn wachsen, muß das gegen sie fixierte Lig. Hunteri das Bauchfell, — von dem es ja fest überzogen ist, — nach unten festhalten und ausziehen. Die Bildung des Proc. vag. peritonei ist im fünften Monat abgeschlossen, während der Hoden erst im achten Monat in den Leistenkanal und im neunten Monat in das Scrotum tritt. Auch der Hoden wird durch das Nichtmitwachsen des Lig. Hunteri nicht von oben in den Proc. vag. per. eingestülpt, sondern auch wie der Proc. vag. per. unten zum Bauch herausgezogen. Die Ausziehung des Proc. vag. per. geschieht geradewegs durch die dünne Bauchwand des Embryos. Durch den geraden Verlauf liegen beim Embryo und Neugeborenen äußerer und innerer Leistenring direkt hintereinander. Der schräge Verlauf entsteht erst allmählich.

BUMM unterscheidet noch zwischen einem inneren und einem äußeren Descensus. Der innere spielt sich während des dritten Monates ab. Zu dieser Zeit gelangen die Hoden in das große Becken hinab bis in die Höhe des inneren Leistenringes. Dort bleiben sie etwa drei Monate liegen. Dieser innere Descensus wurde später bestritten, weil durch FELIX nachgewiesen werden konnte, daß das untere Ende der Hodenanlage wahrscheinlich schon von Anfang an in der Nähe des inneren Leistenringes liegt. Auch CORNING weist darauf hin, daß keine Hemmungsmißbildung bekannt ist, bei der die Hoden hoch oben in der Bauchhöhle liegend angetroffen werden.

HUNTER spricht dem Gubernaculum testis keine aktive Rolle beim Descensus zu, da es nach seiner Meinung keinen Befestigungspunkt im Scrotum hat. Er stellt sich vor, daß die Hoden unter der Wirkung des im Laufe der Entwicklung ansteigenden Bauchdruckes tiefer treten. Um die Mitte der 12. Embryonalwoche beginnt das Gubernaculum schnell zu wachsen und teilt sich fächerförmig in sechs voneinander getrennte Stränge, von denen der stärkste normalerweise in Richtung Scrotum wächst, während die anderen sich im Laufe der Zeit zurückentwickeln. Um den Hauptstrang herum legt sich nun der Proc. vag. per. Entwickelt sich aus irgendwelchen Gründen einer der fünf anderen Stränge stärker, so folgt der Proc. vag. per. dieser Richtung und der Hoden wird ebenfalls dorthin verlagert. Bei unvollkommen ausgebildetem Proc. vag. per. ist ein vollständiger Descensus nicht möglich.

GRASER ist der Meinung, daß sich der Hoden in das Gubernaculum einsenkt, wobei die Substanz ihn zum Teil umhüllt und selbst kürzer wird.

Nach vollendetem Descensus wird der Proc. vag. per. zuerst nach der Bauchseite hin durch Bindegewebswucherung verschlossen. Im Anschluß daran verwächst dann auch der im Bereich der Bauchwand gelegene Abschnitt zu einem feinen Strang, dem sog. *Ligamentum vaginale*. Dieses wird später zu einem Anteil der Gebilde, die sich zum Samenstrang vergesellschaften und vom Hoden zur Bauchhöhle ziehen. Normalerweise soll zur Zeit der Geburt oder kurz danach jener Teil zwischen Peritonealhöhle und oberem Hodenpol obliteriert sein. Der am weitesten distal gelegene Teil bleibt zeitlebens offen als ein den Hoden umsäumender Spalt, dessen partielle Begrenzung als *Tunica vaginalis propria* bezeichnet wird. Der Proc. vag. per. kann nun aber partiell oder total offen bleiben.

ZUCKERKANDL teilt mit, daß er bei 35% Knaben bis zum vierten Monat nach der Geburt ganz offene Proc. vag. per. gefunden habe. Nach diesem Alter konnte er ihn nur in 4% als offen nachweisen.

Für die Bruchentstehung spielt der offene Proc. vag. per. nicht die Rolle, die seine eigene und besonders die Form seines abdominellen Ursprungs spielt. Wenn dieser trichterförmig ausgebildet ist, so kann der Proc. vag. per. beim Pressen durch ein eintretendes Eingeweidestück leicht erweitert und entfaltet werden. Für die Unfallpraxis tritt nun die wichtige Frage auf, ob sich ein sog. vaginaler Bruch sicher von einem Bruch mit erworbenem Bruchsack unterscheidet. Wenn ein kongenitaler Bruchsack plötzlich infolge Unfall gefüllt wird, ohne größere Gewebszerreißungen zu erzielen, so ist dies anatomisch wohl zu erklären. Andererseits ist die plötzliche Bildung eines Bruches mit neuem Bruchsack ohne Gewebszerreißungen nicht denkbar.

Klinisch ist ein offener Proc. vag. per. nur dann zu erweisen, wenn schon bei der Geburt eine Hernie vorhanden ist und außerdem eine Hydrocele communicans besteht. Die Angabe, daß ein vaginaler Bruch anzunehmen sei, wenn der Samenstrang auf der einen Seite dicker ist als auf der anderen, lehnt THÖLE ab. Nach seiner Ansicht können auch die Ausbildung der Muskeln und Aponeurosen, sowie die Weite des Leistenringes nicht auf einen vaginalen Bruch hinweisen.

Operativ ist der Bruch als vaginale Hernie nur sicher zu erkennen, wenn der Bruchsack mit Resten des Proc. vag. per. in Zusammenhang steht.

Wegen der Wichtigkeit, die THÖLE den anatomischen Bruchanlagen zuschreibt, seien diese noch einmal kurz zusammengefaßt: 1. Weite des äußeren Leistenringes; 2. Breite des Aponeurosenspaltes; 3. Internushochstand; 4. Geradheit des Verlaufs des Samenstranges bei weitem Leistenring; 5. Trichterförmiger Beginn der Fascia transversalis; 6. Offener Proc. vag. per. oder trichterförmiger Beginn desselben. Bis auf das Verhalten der Fascia transversalis und den trichterförmigen Beginn des Proc. vag. per. sind alle diese Anlagen klinisch zu diagnostizieren. Durch Kombination mehrerer anatomischer Anlagen wird die Bruchbildung naturgemäß begünstigt.

Auch die weiblichen Geschlechtsdrüsen werden in der Lendengegend angelegt und machen einen Descensus durch wie die Hoden. Nachdem sie im großen Becken angekommen sind, gestalten sich jedoch die Lageveränderungen bei beiden Geschlechtern verschieden.

Im Gegensatz zu den männlichen Gonaden erfolgt bei den weiblichen nach beendetem Descensus keine weitere Abwärtsverschiebung mehr. Ein äußerer Descensus findet nicht statt. Trotzdem werden auch beim weiblichen Geschlecht die Proc. vag. per. angelegt, die sog. Canales Nuckii. Sie sind jedoch relativ kurz und obliterieren gewöhnlich schon im vierten Embryonalmonat. Der Bandapparat unterscheidet sich insofern vom männlichen, als die Bänder zwischen Urniere und Leiste nicht frei nach unten zur Leistengegend verlaufen, sondern in ihrem distalen Anteil mit dem Hilus ovarii und mit den Müllerschen Gängen verwachsen. Dieser Abschnitt wird als Lig. ovarii proprium bezeichnet. Ihr weiterer Verlauf wird am Tubenwinkel des Uterus unterbrochen. Von hier aus ziehen sie dann als Ligamentum teres uteri zum inneren Leistenring, durchwandern ihn und teilen sich in den großen Labien auf.

III. Definition und Aufbau der Hernien

Unter einem Bruch ganz allgemein versteht man nach BUMM „die andauernd oder nur vorübergehend, bei gewissen Gelegenheiten eintretende Verlagerung eines Organs oder eines Teiles desselben aus seiner ursprünglichen Lage durch die Wandung der es umschließenden Körperhöhle nach außen unter die intakte Hautbedeckung." Dabei muß aber, — und das ist die Vorbedingung für einen Bruch, — das vorgefallene Organ von der die Innenfläche der Körperhöhle auskleidenden serösen Hülle bedeckt sein, indem diese mit ausgestülpt wird. Das wesentliche ist also am Begriff der Hernie: die Peritonealausstülpung, der Bruchsack. Im Gegensatz zur Hernienbildung bezeichnet man das Hervortreten von Baucheingeweiden ohne Bauchfellbedeckung als Vorfall oder Prolaps, der durch eine Ruptur des Bauchfells zustandekommt.

An jeder echten Hernie unterscheidet man: Bruchpforte, Bruchsack, Bruchhüllen und Bruchinhalt. Die Öffnung, durch die die Eingeweide die Bauchhöhle verlassen, bezeichnet man als Bruchpforte. Im allgemeinen ist der Weg, den die Eingeweide beim Verlassen der Bauchhöhle wählen, durch Eigentümlichkeiten im anatomischen Bau der Bauchwand vorgezeichnet. Für die Form der Bruchpforte ist entscheidend, ob der Bruch einen längeren (schrägen) oder einen kürzeren (geradlinigen Weg) bis zur Körperoberfläche zurücklegen muß. Im ersteren Fall, zum Beispiel beim schrägen Leistenbruch, wo der Bruch dem Samenstrang folgt, ist die Bruchpforte kanalförmig gestaltet. BUMM spricht dann von einem Bruchkanal, dessen Eingangsöffnung durch den inneren und dessen Ausgangsöffnung durch den äußeren Leistenring dargestellt wird. Durchsetzt der Bruchsack die Bauchwand auf dem kürzesten Weg, so daß die Bruchpforte als ringförmige Lücke imponiert, so spricht man von einem Bruchring, wie bei der direkten Leistenhernie. Die Bezeichnung Bruchpforte bzw. Bruchkanal kann leicht die Vorstellung erwecken, daß am menschlichen Körper offene Lücken bzw. präformierte Kanäle bestehen, in die die Eingeweide unter bestimmten Umständen eintreten können. Diese Vorstellung ist nicht richtig. Jeder Bruch muß sich vielmehr seine Austrittsöffnung und seinen Weg an die Oberfläche selbst erst durch Verdrängung anderer Gebilde schaffen.

Der Weg, den der Hoden bei seinem Durchtritt durch die Bauchwand nimmt, wird zeitlebens durch den sog. Leistenkanal gekennzeichnet. Nach allgemeiner Ansicht ist aber der Ausdruck „Kanal" keine sehr glückliche Bezeichnung, denn der Leistenkanal stellt ja keinen präformierten Hohlraum dar; vielmehr ist ein solcher erst nachweisbar, wenn man den Samenstrang, der umgeben von Bindegewebe den Kanal völlig auskleidet, herauspräpariert. Nur in der Zeit, in der der Hoden in das Scrotum gelangt ist, und der Proc. vag. per. noch vollständig offen ist, besitzt der Leistenkanal ein wirkliches Lumen und verdient in diesem Stadium auch die Bezeichnung Kanal.

Der Bruchsack ist eine durch die Bruchpforte vorgebuchtete Ausstülpung des parietalen Peritoneums. Man unterscheidet am Bruchsack den in der Bruchpforte gelegenen Bruchsackkanal, den eigentlichen Bruchsackkörper und den Bruchsackboden. Form und Größe des Bruchsacks können sehr verschieden sein.

Der Bruchsack war von jeher der Gegenstand vieler Untersuchungen und Diskussionen. Die meist diskutierte Frage betraf einmal das sog. „Wachstum" des Bruchsackes, zum anderen die Möglichkeit der histologischen Unterscheidung zwischen angeborenem und erworbenem Bruchsack.

GRASSI ist der Ansicht, daß ein histologischer Nachweis eines angeborenen Bruchsackes vom erworbenen ebensowenig möglich sei wie ein Rückschluß auf das Alter der Hernie oder gar des Patienten. Mit dem „Wachstum" des Bruchsackes beschäftigen sich verschiedene Autoren. Bis 1953 bestanden vier Theorien:

1. Die Theorie der Dehnung (oder Überdehnung) des Bauchfells, die MORO aufstellte.

2. Die Theorie von MALGAIGNE, die eine Verschiebung oder ein Nachgleiten des Baufelles aus dem Bauchinneren durch Druck von innen oder Druck von außen für das Wachstum des Bruchsackes verantwortlich machte.

3. Die Seifertsche Theorie, die ein Wachstum durch kleine traumatische Schädigungen annimmt. SEIFERT wies nach, daß die Bruchsack-

wand im Laufe der Monate und Jahre eine Reihe fortgesetzter kleiner Traumen durchmache, die gewissermaßen auf *physiologische* Weise gesetzt würden. Durch die wechselnden Verhältnisse des Bauchinnendruckes reiße die Bruchsackwand stellenweise ein und gebe hierdurch nach. Diese Einrisse könnten ohne nennenswerte Folgen vernarben. Sie könnten sich aber auch zu einer mit Serosa ausgekleideten Falte, einer Art „Vorratsfalte" umbilden, die für die Vergrößerung des Bruchsackinhaltes nach Bedarf auf kurz oder dauernd verfügbar sei. Daß es sich hierbei um eine rein traumatische Gewebsänderung handelt, wies SEIFERT dadurch nach, daß er im Mikroskop alle anatomischen Stadien verfolgen und außerdem Reste von Blutungen als Eisenpigment im Gewebe feststellen konnte.

4. Durch echtes Wachstum nach der Theorie von LEDDERHOSE.

VOLKMANN stellte 1953 zusätzlich die Theorie auf, daß sich der Bruchsack durch aktives Weiterstellen und aktives Wachstum vergrößere, — ähnlich dem Uterus und der Bauchdeckenmuskulatur während der Schwangerschaft; wobei es sich hier aber nicht um innersekretorische Reize, sondern um den rein funktionellen Reiz der Anpassung handele. Die anatomische Grundlage für ein aktives Wachstum des Bruchsackes beruht nach VOLKMANN auf der Entwicklung des Peritoneums. Die vom mittleren Keimblatt gelöste Leibeshöhle löst sich von der Chorda und bildet die Uranlage des Bauchfelles. Wachstumspotenzen des Mesenchyms bilden ein Netz von Bindegewebsbündeln, auf denen die Deckzellen des Bruchsackes aufliegen.

Unter den akzessorischen Bruchhüllen versteht man die zwischen Bruchsack und Haut gelegenen, den Bruch hüllenartig umgebenden Schichten der Bauchwand, die in der Gegend der Bruchpforte mit dem eigentlichen Bruchsack zusammen vorgestülpt werden. Da die Bruchpforten in der Regel an muskelfreien Bauchwandpartien lokalisiert sind, bestehen auch die Bruchhüllen meist nur aus Aponeurosen und Fascien. Die Bruchhüllen sind nicht nur bei den verschiedenen, sondern auch bei den gleichartigen Bruchformen außerordentlich wechselnd. Konstant läßt sich als deutlich differenzierbare Schicht eigentlich nur die Fascia transversalis nachweisen, die fast ausnahmslos bei den Unterleibsbrüchen als Bruchhülle gefunden wird. Außer der Fascia transv. wird häufig noch die Fascia superficialis beobachtet. Den Bruchinhalt bilden aus der Bruchhülle ausgetretene, vom Bruchsack umschlossene Eingeweide. Besteht der Bruchinhalt aus mehreren Organen, so spricht man von einem *kombinierten Bruch*. Den häufigsten Bruchinhalt bilden von allen Bauchorganen Dünndarm, Netz und Appendix, die auch die größte Beweglichkeit besitzen. Vom Dünndarm ist am häufigsten der beweglichste Teil, das Ileum, anzutreffen.

IV. Einteilung der Leistenbrüche nach anatomischen Gesichtspunkten

Bei den Leistenbrüchen sind zwei große Gruppen zu unterscheiden. Erstens die *äußeren* oder *indirekten* und zweitens die *inneren* oder *direkten Leistenbrüche*. Der äußere Bruch ist viel häufiger als der innere. Er kann angeboren oder erworben sein. In beiden Fällen verläßt der Bruchsack die Bauchhöhle zusammen mit dem Samenstrang an der Fovea ing. lat. und weicht auch gewöhnlich beim weiteren Abwärtstreten nicht vom Verlauf des Samenstranges ab. Durch die schräge Verlaufsrichtung des Samenstranges wird er auch als *schräger Leistenbruch* bezeichnet. Bei der Frau folgt die indirekte Hernie dem Verlauf der Lig. teres.

Während die aus der Bauchhöhle austretenden Eingeweide eines angeborenen Leistenbruches einen vorbereiteten Bruchsack vorfinden, in den sie sich einsenken können, müssen sich die austretenden Eingeweide eines erworbenen Bruches erst gewaltsam einen Weg durch die Bauchdecken bahnen. Dieses gewaltsame Vordringen eines Bruches in normalerweise lückenlos miteinander verbundene Gewebsschichten ist nur dadurch möglich, daß die Struktur der Gewebspartien, auf die der Bruch unmittelbar nach Verlassen des Bauchraums stößt, sowohl in sich, als auch in ihrer Verbindung mit den benachbarten Gewebspartien relativ locker ist. Zunächst trifft der Bruch auf seinem Weg zwischen peritonealer Austrittsstelle und dem innerhalb der Transversus-Aponeurose gelegenen inneren Leistenring auf den lockeren Bindegewebsbestand der Fascia transversalis, die an dieser Stelle trichterförmig das Samenstranggebilde zu umschließen beginnt. Nach seiner Einsenkung in die Trichterfascie kommt der Bruch auf die Vorderseite des Samenstrangs zu liegen und kann sich jetzt, — abgesehen von dem zunächst noch ziemlich erheblichen Widerstand, der ihm vom äußeren Leistenring entgegengebracht wird, — relativ leicht verschieben.

Während der angeborene Leistenbruch von Anfang an eine relativ feste Verbindung zwischen dem Samenstrang einerseits und der Fascia trans. andererseits besitzt, erfährt der erworbene Leistenbruch eine solche erst allmählich. Es wird die Verbindung in der Regel um so inniger, je weiter man den Bruch nach abwärts verfolgt.

Die verschiedenen Auffassungen einzelner Autoren über den angeborenen Leistenbruch seien kurz wiedergegeben:

Nach Bumm ist der angeborene Leistenbruch ein äußerer Leistenbruch, dessen Bruchsack angeboren ist. Auch Reichle versteht unter dem „Angeborensein" nicht nur solche Brüche, die bei oder gleich nach der Geburt nachweisbar sind, sondern dehnt den Begriff des „Angeborenseins" auch auf die Hernien aus, die erst im Laufe der Jahre entstehen. Championniere ist der Ansicht, daß alle Hernien, die vor dem 30. Lebensjahr auftreten, kongenital sind. Nach Murray sind sogar sämtliche Hernien angeboren. Er begründet seinen Standpunkt damit, daß er bei Sektionen in 21% der Fälle präexistierende Bruchsäcke gefunden hat, obwohl die Betreffenden nie einen Bruch bemerkten.

JONAS unterscheidet zwischen dem angeborenen Leistenbruch, der bereits bei der Geburt vorhanden ist, und dem Leistenbruch mit angeborenem Bruchsack, der vom Proc. vag. per. gebildet wird, sowie dem Leistenbruch mit erworbenem Bruchsack. Diese Unterscheidung hat diagnostisch nur sehr geringe Bedeutung, sie ist aber vom therapeutischen, unfallrechtlichen und versicherungstechnischen Standpunkt aus wertvoll.

CAMPER und WRISBERG machten schon 1767 und 1779 darauf aufmerksam, daß jeder Bildung eines Leistenbruches ein offener Proc. vag. per. zugrunde liegen müsse. Anfang der 19. Jahrhunderts vertraten HESSELBACH und COOPER die Ansicht, daß nur der Leistenbruch angeboren sein könne, der einen auch den Hoden enthaltenden Bruchsack, d. h. den völlig offenen Proc. vag. per., besitze. Alle Leistenbrüche mit einem vom Hodencoelom abgetrennten Bruchsack seien jedoch erworben.

MALGAIGNE schreibt 1839: „Der angeborene Leistenbruch ist jene Form des lateralen Leistenbruchs, die den völlig oder teilweise offen gebliebenen Proc. vag. per. als Bruchsack benützt." LEDDERHOSE dagegen rechnet den Leistenbruch mit teilweise offenem Proc. vag. per. nicht zu den angeborenen Brüchen.

SCHAREZKY wies an 100 Männerleichen nach, daß bei Männern mit normal obliteriertem Proc. vag. per. das Bauchfell, das die vordere Bauchwand in der Gegend des inneren Leistenringes deckt, weder eine Vertiefung noch eine Falte besitzt. Es ist genau so glatt wie an den anderen Stellen der vorderen Bauchwand. SCHAREZKY schreibt dazu: „Um bei solchen Individuen den Anulus inguinalis internus auf der Bauchfelloberfläche aufzufinden, muß man den Funiculus spermaticus anziehen. Die dadurch hervorgerufene trichterförmige Vertiefung entspricht genau dem inneren Leistenring. Diese anatomische Tatsache, welche ganz mit der schon längst von HENKE geäußerten Meinung übereinstimmt, weist darauf hin, daß ohne einen mehr oder weniger offen gebliebenen Proc. vag. per. sich im Bereiche des inneren Leistenringes keine Ausstülpung des Peritoneums vorfindet, aus welcher sich evtl. ein Bruchsack bilden könnte. Außerdem besitzt das Bauchfell im Bereich der inneren Leistengrube, — entsprechend dem äußeren Leistenring — normalerweise einen Überfluß, gebildet durch die sich hier befindenden Falten (Lig. vesico-umbil. lat. und Lig. vesico-umbil. med.)." Darin liegt der Grund, weshalb sich traumatische Leistenbrüche infolge von indirekten Traumen bei Leuten mit anatomisch normal angelegter vorderer Bauchwand fast immer im Bereich der inneren Leistengrube bilden, d. h. direkte Leistenbrüche entstehen.

JONAS gibt für den angeborenen Bruchsack sichere und wahrscheinliche makroskopische Merkmale und für den erworbenen wahrscheinliche makroskopische Merkmale an. Bei makroskopisch nicht unterscheidbaren Fällen gibt es sichere histologische Untersuchungsmerkmale. Er bezeichnet ausdrücklich nur die Merkmale des angeborenen Bruchsackes als richtig, die im Vorgang des Descensus und der Obliteration des Proc. vag. per. eine eindeutige Erklärung finden.

Sicher angeboren ist ein Bruchsack, wenn der Proc. vag. per. in ganzer Länge bis an den unteren Pol des Hodens offen geblieben ist, der Hoden also schon im Bruchsack liegt und keine vom Bruchsack abgetrennte Tunica vag. propria besitzt. Dies ist der Fall bei 10% aller Leistenbrüche. Sicher angeboren ist der Bruchsack auch, wenn er mit einer Ektopia oder Retentio testis ing. oder abd. oder mit einer Hydrocele communicans vergesellschaftet ist. Bei der Frau ist das Diverticulum Nuckii sicher angeboren, wenn das Ligamentum teres mit dem Peritoneum so innig verbunden ist, daß eine operative Trennung kaum möglich ist.

Wenn man den Proc. vag. per. in 3 Teile teilt, wie GRIDNEV es tut: Pars inguinalis, pars funicularis und pars testicularis, so kann man auch drei Hernienarten unterscheiden. Bei der Hernia funicularis beschreibt JONAS folgende wahrscheinliche Merkmale:

1. Die enge Verbindung des Samenstranges mit dem Proc. vag. per. Der Samenstrang führt in diesen Fällen mit dem Hoden zusammen den Descensus durch und ist dabei ebenso wie dieser vom Peritoneum überzogen. Die Peritonealeinscheidung kann bis zur Hälfte des Umfangs einnehmen. Eröffnet man also den Bruchsack, ohne ihn vorher vom Samenstrang getrennt zu haben, so findet man den Samenstrang an der Hinterwand des Bruchsacks leistenförmig vorspringen.

2. Die Auffaserung der den Samenstrang bildenden Stränge bzw. Gefäße. Dies ist ein ziemlich konstantes Zeichen, das bei sicher erworbenen Hernien so gut wie niemals auftritt, und besonders auch von DRÜNER hervorgehoben wird.

3. Die Zartwandigkeit des angeborenen Bruchsacks und seine Durchsichtigkeit sind verlässliche Zeichen, ihr Fehlen spricht aber nicht gegen das Angeborensein.

4. Weniger häufig ist das Merkmal der festen, derbfaserigen Verbindung des Bruchsackgrundes mit dem oberen Pol der Tunica vag. propr.

5. Viel beschrieben sind die als narbig bezeichneten Veränderungen der Bruchsackserosa. Diese sind aber nach der Meinung JONAS' in den wenigsten Fällen angeboren, sondern entstehen erst im Laufe des Lebens. Er, sowie BAYER und GRASER sind der Ansicht, daß diese Veränderungen als Ansätze von nicht zu Ende geführten Obliterationsvorgängen zu werten sind.

6. Die schlanke handschuhfingerartige Form des Bruchsackes, auf die besonders BAYER hinweist.

7. SEIFERT führt noch das Zusammenschnurren des exstirpierten Bruchsackes an, im Gegensatz zum erworbenen, der seine Flächenausdehnung beibehält.

8. Die von GRIDNEV beobachteten sog. Scheidewände, — aus dünnem unverändertem Bauchfell, — die in ihrer Lokalisation eine

gewisse Gesetzmäßigkeit aufweisen, führt dieser auf eine mangelhafte Entwicklung des Proc. vag. per. zurück, weil er keine andere Erklärung für die Entwicklung der Scheidewände geben kann. Besonders bei der testiculären Hernie betont er sie als Kennzeichen des Angeborenseins.

9. DRÜNER lehnt diese Scheidewände völlig ab. Er führt sie auf Entzündungen zurück und berichtet, daß die meisten angeborenen Bruchsäcke frei von solchen Scheidewänden und frei von einer Verbindung mit dem Hodencoelom seien. Er führt noch einen Bindegewebe oder glatte Muskulatur enthaltenden Strang zwischen dem Grund des Bruchsackes und dem Hodencoelom an, der nach seiner Ansicht ein sicheres Zeichen des Angeborenseins ist.

Als weniger verläßliche Merkmale für die Hernia funicularis führt JONAS noch an:

1. Das präperitoneale fingerförmig gestielte Lipom, das FRANK und GOLDENER beschrieben haben.
2. Den zusammenhängenden Cremastermantel als einheitliche Muskelplatte, worauf BAYER hinwies.
3. Von BRAMANN beschrieben ist das Kennzeichen der Unversehrtheit der Aponeurose des obl. ext. über dem äußeren Leistenring. Sie sei nur verdünnt, aber nirgends durch- oder unterbrochen. Dieses Merkmal ist nach JONAS nicht zu verwerten. Die Fortsetzung der Aponeurose auf den Samenstrang ist sowohl beim angeborenen als auch beim erworbenen Bruchsack beträchtlich verdünnt, stellenweise durchbrochen, sie verliert sich in der Fascia superficialis.

Die Schwierigkeit der Unterscheidung zwischen angeborenem und erworbenem Bruchsack besteht einmal darin, daß sich der Proc. vag. per. rechtzeitig, verspätet oder auch gar nicht verschließt, was eine große Variabilität im Erscheinungsbild bedingt und zum andern, daß aus dem bis auf einen kleinen Trichter am inneren Leistenring obliterierten Proc. vag. per. als angeborene Bruchanlage durch späteres Wachstum ein erworbener Bruch entstehen kann. Als Merkmale des erworbenen Bruchsackes sind anzuführen:

1. Der Bruchsack eines Leistenbruchrecidivs ist sicher erworben, wenn vorher der Bruchsack operativ wirklich entfernt wurde.
2. Leichte Ablösbarkeit des Samenstranges vom Bruchsack, bedingt durch die zwischen Serosa und Samenstrang liegende gut entwickelte Fettschicht.
3. Eine strangförmig geschlossene Anordnung der Gebilde des Samenstranges.
4. Gut entwickelte subseröse Fettschicht des Bruchsackes, die präparatorisch vom Peritoneum nur sehr unvollständig zu trennen ist.

Histologische Merkmale des angeborenen Bruchsackes sind nach SEIFERT:

1. Kräftiges bindegewebiges Stützgerüst der Subserosa mit reichlich elastischen Fasern.
2. Spärlich entwickeltes oft kaum angedeutetes Fettgewebe der Subserosa.

3. Kräftige Bündel glatter Muskulatur liegen der Subserosa dicht auf.

Histologische Merkmale des erworbenen Bruchsackes sind:

1. Die elastischen Fasern der Subserosa sind kaum angedeutet oder fehlen ganz.
2. Das Fettgewebe der Subserosa ist stark entwickelt.
3. Nur vereinzelte dünne Bündel glatter Muskulatur liegen der Subserosa auf.

Daß das Offenbleiben des Processus vaginalis peritonei in der Bruchgenese eine große Rolle spielt, ist zweifellos richtig. Nur SIEVERS allein lehnt die Bedeutung des offenen Proc. vag. per. ab und spricht von einer Sphincterschädigung am inneren Leistenring.

Der direkte oder innere Leistenbruch ist stets erworben. Er entsteht durch die physiologischerweise schon am schwächsten ausgebildete Partie der vorderen Bauchwand; die Partie zwischen dem medialen Rand des inneren Leistenringes und der lateralen Rectuswand, die muskelfrei ist, und im wesentlichen nur von der Aponeurose des Musc. transversus überbrückt ist.

Die inneren Leistenbrüche treten an der Fovea inguinalis medialis in gerader Richtung von innen nach außen durch die Bauchwand durch, um an derselben Stelle wie die äußeren Leistenhernien, — am anulus inguinalis subcutaneus — an der Oberfläche zu erscheinen. Die direkten Leistenbrüche sind niemals angeboren, weil der Weg, den sie zum Durchtritt benutzen, entwicklungsgeschichtlich nicht vorgebildet ist.

Die direkte Leistenhernie trifft nur am äußeren Leistenring auf die mediale Partie des Samenstranges und seiner Hüllen; deshalb ist auch die Isolierung der Bruchgeschwulst vom Samenstrang bei direkten Leistenbrüchen viel einfacher als bei indirekten.

Kennzeichnend für die direkte Hernie ist, daß sie, — selbst bei großem Umfang, — nicht in den Hodensack hinabsteigt. Weil sie nicht in röhrenförmige Hüllen eingezwängt wird, erweitert sie sich nach ihrem Durchtritt durch den Leistenring frei nach allen Seiten.

Wir haben an den bisherigen Ausführungen gesehen, daß eine Einteilung nach anatomischen Gesichtspunkten viele Probleme ungelöst läßt. ZUR VERTH teilt deshalb die Brüche nach ätiologischen Gesichtspunkten ein, was besonders für die sog. Unfallhernien von großem Vorteil ist. Der Anstoß zu dieser Einteilung ging von der Unfallversicherung aus.

V. Einteilung der Leistenbrüche nach ätiologischen Gesichtspunkten

BIER unterschied 1911 in der Einteilung des Unfallbruches:
1. Bruch durch äußere Gewalt, der die Bauchdecken zerreißt.
2. Bruch durch innere Gewalt (Bauchpresse),
   a) zur Zeit des Unfalls besteht kein Bruchsack;
   b) schon vor dem Unfall bestand ein Bruchsack.

PAALZOW unterscheidet:
1. Rißbruch.
2. Preßbruch.
3. Senkbruch.

Während für den *Gewaltbruch* nach BIER eine anatomische Betrachtung alle Fragen klärt, kann für den *Senkbruch* von ausschließlich anatomischen Gesichtspunkten keine befriedigende Lösung erzielt werden. *Der Senkbruch ist eine konstitutionelle Erkrankung.* Die Konstitutionslehre führt zu einer genaueren Berücksichtigung der Sonderartung der Person und setzt an Stelle rein subjektiven, durch die Erfahrung vermittelten Empfindens, gewisse objektive Werte. Sie zeigt, daß von der inneren Veranlassung, der Widerstandskraft des Erkrankten Krankheitsbereitschaft, Krankheitserwerb, sowie Gefahr und Schwere des Leidens mindestens ebenso sehr abhängt, wie von der äußeren krankmachenden Ursache (K. H. BAUER). Da bei der Konstitution die Vererbung eine große Rolle spielt, seien einige Arbeiten über die Vererbungslehre im Zusammenhang mit Leistenbrüchen erwähnt.

WERNHER machte schon 1869 als einer der ersten die Feststellung, daß die Bruchfrequenz unter den Nachkommen von Hernienträgern größer als bei Nichthernienträgern ist. BERGER sah unter 7 542 Fällen 2 079 erbliche. Andere Autoren geben etwa $1/3$ der Fälle als erblich bedingt an. BIRKENFELD erörterte die Frage, worin die Anlage besteht, die von den Vorfahren ererbt wird. Er bezeichnet die Dispositionen, die von der Erbmasse abhängen, als idiotypisch. Alle Dispositionen, die von Umwelteinflüssen abhängig sind, als paratypisch; wobei Idiotypus und Paratypus den Phänotypus ergeben.

Er betrachtet als idiotypische Disposition:
a) Anatomische Bruchanlagen: 1. Weite des äußeren Leistenringes; 2. Breite des Aponeurosenspaltes; 3. Internushochstand; 4. Geradheit des Verlaufs des Samenstranges bei weitem Leistenring; 5. Trichterförmiger Beginn der Fascia transversalis; 6. Offener Proc. vag. per. oder trichterförmiger Beginn desselben.

b) Geschlechtsdisposition, wobei der Durchtritt des Samenstranges als idiotypische Geschlechtsdisposition gilt.

c) Disposition der Konstitutionssymptome.

An paratypischen Leistenbruchdispositionen führt BIRKENFELD an:
a) Geschlechtsdisposition, beim Mann die Berufsarbeit, bei der Frau Gravidität und Geburt.

b) Paratypische Dispositionen der Konstitutionssymptome: chronische Bronchitis, Obstipation, Phimose, starke Abmagerung usw.

c) Berufsdisposition: Straßenarbeiter, Müller, Zimmerleute usw. und Sozialdisposition.

d) Lokaldisposition: Nach COOPER gibt es in warmen Ländern mehr Brüche.

Diese paratypischen Faktoren gelten auf Grund jahrhundertelanger ärztlicher Erfahrung als geeignet, einen Bruch manifest werden zu lassen, wenn außerdem schon die erwähnte idiotypische Disposition vorhanden ist. Es ist schwer, im einzelnen Fall das Verhältnis zwischen der Wirksamkeit der idiotypischen und paratypischen Faktoren durch klinische Beobachtung zu beurteilen. Fast als einziges Argument für die Erblichkeit ist in der Literatur von BIRKENFELD die Beobachtung zu finden, daß bei etwa $1/_3$ der Fälle noch weitere Angehörige Brüche haben. Das sagt aber nichts über die Erblichkeit aus, zumal sie durch äußere Zufälligkeiten entstanden sein können. BIRKENFELD führt drei Stammbäume an, in denen die Vererbung ununterbrochen vor sich geht; keine Generation wird übersprungen, keine gesunde Person hat kranke Kinder. Er zeigt damit, daß die Erblichkeit der Leistenbrüche mit dem dominanten Erbgang übereinstimmt. Ein weiteres Kennzeichen dominanter Vererbung besteht darin, daß ein Kranker mit einem gesunden Partner zur Hälfte kranke und zur Hälfte gesunde Kinder hat.

Das Wesen der *Bindegewebsschwäche* ist in einer Störung der Produktion der Fasermasse zu finden: große Zartheit und Zerreißlichkeit, insbesondere lockere Längsfaserung der Fascien und Aponeurosen. Der Begriff der Bindegewebsschwäche war etwas vage, bis HUECK in seinen Untersuchungen zeigen konnte, daß die Unterscheidung einer späteren straffen oder schlaffen Konstitution schon durch die weite bzw. engmaschige Beschaffenheit des embryonalen Bindegewebes gegeben ist. Man muß sich die Entstehung eines Bruchleidens nun so vorstellen, daß die allgemeine Bindegewebsschwäche die Grunddisposition für ein Bruchleiden abgibt, und daß dann die Lokalisation des Bruches von der lokalisierten inneren Disposition und andererseits auch von den genannten äußeren Einwirkungen abhängig ist. Je größer die eigene Veranlagung ist, desto geringer kann der äußere Anlaß sein.

GRIDNEV bewies 1932 mit seinen Untersuchungen, denen er das Mendelsche Gesetz zugrunde legte, daß die Disposition zum Leistenbruch nach der Art eines recessiven, dabei geschlechtsgebundenenen Merkmals vererbt wird, (im Gegensatz zu BIRKENFELD). Die Anzahl der zu erwartenden Leistenbrüche einer erblich belasteten Familie läßt sich berechnen und weist nach GRIDNEVs Untersuchungen meist tatsächlich das von MENDEL geforderte Verhältnis 3:1 auf. GRIDNEV ist sich der Schwierigkeiten bewußt, die eine Erbforschung am Menschen mit sich bringt, einmal wegen der kleinen Zahl der Nachkommenschaft und zum andern wegen des kurzen Überblicks über nur 2—3 Generationen.

LARISCH untersuchte 1939 anläßlich einer Dissertation ebenfalls den Einfluß der Erblichkeit auf die Entstehung von Leistenhernien an

Zwillingen. Er fand bei 15 EZ sechsmal Konkordanz, bei 14 ZZ nur einmal. Von Verschuer kam im Jahre darauf zu folgenden Ergebnissen: Bei 39 EZ 24-mal Konkordanz, bei 8 ZZ einmal Konkordanz. 1942 berichtet Evans an Hand eines Stammbaums über eine 22-köpfige Familie, daß bei 12 ihrer Mitglieder ein Leisten- oder Nabelbruch bestand.

Seulberger, Marggraf und Krönig untersuchten an Flüchtlingen und Heimkehrern im Lager Friedland die Abhängigkeit der Hernienfrequenz vom Milieu. An 11 000 Heimkehrern aus dem Osten und an 5500 aus dem Westen kamen sie zu dem Ergebnis, daß die Hernienkrankheit ein *Erbmerkmal mit variabler Realisation* ist, d. h. das Merkmal braucht, wenn auch das Gen oder die Gene dafür vorhanden sind, selbst nicht realisiert zu werden. Der Erbgang ist nach diesen Autoren unbekannt.

Sehr viele Untersuchungen über die Konstitution wurden ebenfalls durchgeführt. So stellte Zisa an 50 Bruchkranken fest, daß bei diesen Leuten ein bestimmter Habitus vorherrschend ist, der eine lange Taille und eine Costa XII fluctuans aufweist. Außerdem fand er bei einer mittleren Korpulenz ein relatives Überwiegen des Thorax über das Abdomen, wobei speziell der untere Teil des Abdomens mit dem Becken besonders stark zurücktritt. Zisa hält diesen konstitutionellen Typus für einen wichtigen Faktor der Prädisposition zur Hernienbildung.

Moskalenko zeigte, daß die verschiedene Leibesform in der Veranlagung zu Leistenbrüchen eine große Rolle spielt. Er untersuchte 1055 Männer und teilte die Leibesformen in drei typische Formenklassen ein:

1. Konisch, mit Spitzen nach unten, d. h. die untere Thoraxapertur ist breiter als die Distantia spinarum. Diese Form bezeichnete er als die männliche Bauchform, die er bei 49% fand.

2. Konisch mit der Spitze nach oben als weibliche Bauchform sah er in 46%.

3. Zylindrische Bauchform als Übergangsform in 5%.

Er stellt beim männlichen Bauchtypus in 16% ausgebildete Leistenbrüche fest, beim weiblichen Bauchtypus in 26% und bei der Übergangsform in 13%. Bei der umgekehrten Untersuchungsanordnung fand er von 200 Bruchträgern bei 78 die männliche, bei 116 die weibliche und bei 6 die Übergangsform. Er führt aus, daß beim männlichen Leibestypus sich der ganze Leistenkanal nur unter dem mittelbaren Einfluß der Bauchpresse befindet, während der weibliche unmittelbar das ganze Gewicht des Druckes auf sich nehmen muß. Zur Verth schließt aus den Lehren der Konstitutionspathologie den Schluß, daß die Bereitschaft zu Unterleibsbrüchen je nach Konstitution verschieden ist. Es sei denkbar, daß konstitutionelle bindegewebsschwache Menschen — also zur Erwerbung eines Unterleibsbruches Veranlagte, — mangels jeder stärkeren äußeren Einwirkung nie einen Unterleibsbruch bekommen. Da indes auch statische Momente und innere vegetative

Vorgänge zur Steigerung des Bauchinnendruckes beitragen, muß die dauernde Hernienfreiheit eines bruchveranlagten „Bindegewebsschwächlings" als Ausnahme betrachtet werden.

Der nicht angeborene Senkbruch wird nach ZUR VERTH nur von primär und sekundär, allgemein oder örtlich disponierten Bindegewebsschwächlingen erworben.

BEREZIN untersuchte 1928 zweitausend Rekruten mit 21 Jahren, die der Bauernklasse angehörten. Er kam zu dem Schluß, daß der weibliche Bauchtypus im Sinne MOSKALENKOS nur in 4% der Fälle beobachtet werde. Inguinalhernien fand er bei den Leuten mit männlichem Bauchtypus in 2,5%, mit weiblichem in 1,3% und Übergangsformen in 2,2%. 1931 setzte BEREZIN seine Untersuchungen fort und kam wiederum zu dem Schluß, daß Leistenhernien am häufigsten bei Leuten mit männlichem Bauchtypus bestehen. Meist fand er eine dreieckige Struktur des Leistenkanals. BEREZINS Untersuchungen widersprechen also denen von MOSKALENKO.

BUZUTOV berichtete dann über 4703 Bruchträger, 93% Männer und 7% Frauen. Davon gehörten 86,9% der Handarbeiterklasse und nur 13,1% der nicht mit körperlicher Arbeit beschäftigten Bevölkerungsschicht an. Daraus schließt er, daß die Muskelarbeit einen der bedeutendsten ätiologischen Faktoren für den Leistenbruch darstellt. 52% der Fälle waren 20—40 Jahre alt, also im Alter der schwersten körperlichen Arbeit. GORELIKO beobachtete, daß ein Bruch häufig bei Berufswechsel auftritt. Seine Beobachtungen stimmen, bezüglich der Häufigkeit bei den einzelnen Leibesformen, auch mit denen von MOSKALENKO nicht überein.

ZNAKOWSKIJ beschäftigte sich mit dem Zusammenhang zwischen Entstehung von Leistenbrüchen und Länge des Leistenbandes. Er stellte fest: „Wenn die Elastizität des Leistenbandes vermindert ist, kann es dem Bauchdruck nicht widerstehen und gibt nach, was die Entstehung eines Bruches erleichtert." Er maß bei 300 Männern die Länge des Leistenbandes, wovon 100 Männer eine normale Leistengegend hatten mit der mittleren Länge des Leistenbandes von 10,37 cm. Weitere 100 Männer hatten weite Leistenringe, dabei war das Leistenband 11,31 cm lang. Weitere 100 Männer waren Bruchträger, bei ihnen fand er das Band 12,1 cm lang. Besonders lange Bänder stellte er bei Recidivhernien fest. Nach einigen Jahren führte er dieselben Versuche noch einmal an 454 Männern durch und kam zu dem gleichen Ergebnis.

SEULBERGER betonte, daß die Hernienträger durchschnittlich um etwa 1 cm kleiner sind als Nicht-Hernienträger, was REBUSTELLO ebenfalls beobachtete. Letzterer fand das Becken bei allen im oberen Durchmesser weiter als normal, der untere Durchmesser fand sich unverändert; dadurch, daß das Becken zugleich höher war, war das Leistenband länger als normal. Bei ungleicher Länge des Bandes fand er den Bruch auf der Seite des längeren. SEULBERGER dagegen betonte, daß das Leistenband bei Hernienträgern und Nicht-Hernienträgern gleich lang sei. Nach ihm wird die Hernienfrequenz weder durch Zivilberuf noch durch die Arbeit während der Kriegsgefangenschaft beeinträchtigt.

In der Jugend überstandene Rachitis, sowie akute Vitaminmangelschäden (B und D) setzen infolge Schädigung der Muskulatur und der Nerven der Bauchwand die Hernienfrequenz herauf. Die Appendektomie kann sich durch Läsion der Bauchdeckennerven ebenfalls als auslösendes Moment für einen Leistenbruch erweisen (OUDARD und DRÜNER).

Auch die Bedeutung der Beckenform für die Entstehung von Leistenhernien wurde untersucht. PIANA spricht auf Grund eigener Untersuchungen von einem Hernienbecken, das in seinen Maßen ein Mittelding zwischen dem normalen männlichen und dem normalen weiblichen Becken darstellt. Das männliche Becken ist dabei in allen seinen Maßen vergrößert, während das weibliche in seinem Höhendurchmesser vergrößert, in seinem Breitendurchmesser aber verkleinert ist, so daß ein steiles, schmales Becken resultiert. Die Folge davon ist eine größere Länge des Leistenbandes und eine Änderung der Faserrichtung der Bauchdeckenmuskulatur. Dadurch kommt es zur Dysfunktion des Leistenkanales, der nach CHERNER als Klappe wirkt, indem er den Samenstrang ungehindert passieren läßt, während die Bauchwand selbst fest verschlossen ist.

Neben Vererbung und Konstitution spielt nach ZUR VERTH der Bauchinnendruck bei der Entstehung des Leistenbruchs eine große Rolle. Unter dem Bauchdruck wird der intraabdominelle Druck verstanden. Nach ZUR VERTH stellt die Bauchhöhle eine Kapsel mit teils starren, teils constractilen Wandungen dar. Der Bauchdruck verhält sich annähernd so, als bestünde der Bauchinhalt aus Wasser. Er folgt also hydrostatischen und hydrodynamischen Gesetzen. Er ist demnach am tiefsten Punkt der Bauchhöhle am größten und entspricht überall der Höhe, der auf dem Orte der Untersuchung lastenden Eingeweidesäule. Da die Mesenterien der Bauchorgane mehr der Ernährung und Innervation als der Befestigung dienen, schwimmen die Bauchorgane — die oberen auf den unteren — sozusagen im Bauchraum. Die Folge ist eine Zunahme des Druckes nach unten entsprechend der Höhe der Säule. Je tiefer sich beim stehenden Menschen eine schwache Stelle oder Lücke in der Bauchwand befindet, desto größer lastet der Druck auf ihr und desto eher erfolgt der Bruch. So ist zu erklären, daß sich Leistenbrüche oft unaufhaltsam vergrößern, während epigastrische Brüche klein bleiben und Narbenbrüche sich häufiger am Unterbauch als am Oberbauch befinden. Da der Bauchfellüberzug der Bauchorgane und der Bauchwand sehr schlüpferig ist, — was eine leichte Verschieblichkeit der Organe untereinander bedingt —, genügt bei offener oder widerstandsloser Bruchpforte die eigene Schwere des Bauchinhaltes zum Auftreten des Senkbruchs, wobei die geringen Druckschwankungen im Bauchraum seiner Entstehung zu Hilfe kommen. Der auf hydrostatischem Weg entstandene Unterleibsbruch zeigt die für den *Senkbruch* charakteristische Entstehungsart.

Von geringerer Bedeutung für die Entstehung des Senkbruchs, aber von großer Bedeutung für die anderen Brucharten, sind die nach hydrodynamischen Gesetzen erfolgenden Einflüsse auf den Bauchdruck.

Nach ihnen pflanzt sich der Druck nach allen Seiten gleichmäßig fort. Der Druck wird durch Muskeln der Bauchwand und das Zwerchfell erzeugt, wobei Atmung, Puls, Nahrungsaufnahme usw. einen geringen Einfluß ausüben. Von größerer Bedeutung sind Stuhlentleerung, Niesen, Geburt und gesteigerte körperliche Kraftleistung wie Heben schwerer Gegenstände und Abwehrbewegungen beim Stolpern. Auch die Konstitution übt einen gewissen Einfluß auf den Bauchdruck aus. Bruchveranlagte ,,Bindegewebsschwächlinge'' erwerben Brüche auch ohne besondere Beanspruchung der Bauchpresse. Es ist ein Zustand des Bindegewebes denkbar, bei dem bei normaler Beanspruchung ein Unterleibsbruch vermieden würde, bei dem jedoch besondere Bedingungen den Bruch hervorrufen und seine Entstehung beschleunigen. CASATI bemerkte über den Einfluß des Bauchdrucks auf die Bruchentstehung, daß auch bei stärkster Gewalteinwirkung der Druck innerhalb der Bauchhöhle selten 35 mm Hg erreicht, daß aber das gespannte Bauchfell nach MOROS Untersuchungen bis $1^{1}/_{2}$ at. verträgt, ohne seine Elastizität zu verlieren. WATSON geht sogar so weit, daß er behauptet, es müsse jeder Mensch einen Bruch haben, wenn wirklich der erhöhte intra-abdominelle Druck eine Hernie erzeugen könnte.

ZUR VERTH schlägt nun folgende Einteilung nach ätiologischen Gesichtspunkten vor:

1. Ausschließlich durch dynamische Einwirkung entstandene Unterleibsbrüche. Dazu gehören Preßbrüche, die unter der Einwirkung einer einmaligen, zeitlich begrenzten außergewöhnlichen Steigerung des Bauchdrucks zustandekommen. Sie unterliegen nach ZUR VERTH der Entschädigungspflicht, wie Riß- oder Gewaltbrüche, soweit die einwirkende Ursache unter die Bestimmungen der Gesetze fällt.

2. Durch dynamische und statische Einwirkungen entstandene Unterleibsbrüche. Dazu gehören die allmählich sich entwickelnden Preßbrüche, sie setzen eine gewiße Bruchbereitschaft voraus und unterliegen der Entschädigungspflicht nur dann, wenn die einwirkende Ursache unter die Bestimmungen des RVGs fällt.

3. Vorwiegend durch statische Einwirkungen entstandene Unterleibsbrüche, wozu die Senkbrüche gehören. Sie setzen eine erhebliche konstitutionelle Bruchveranlagung voraus und unterliegen im allgemeinen nicht der Entschädigungspflicht.

Im Einzelfall ist zu beachten:

a) Der Umstand, daß ein Leistenbruch während einer dienstlichen Tätigkeit ausgetreten ist, die geeignet ist, den Bauchdruck zu erhöhen, rechtfertigt nicht schon die Vermutung, daß der Bruch durch diese Tätigkeit herbeigeführt ist.

b) Vielmehr kann ein solcher Zusammenhang nur angenommen werden, wenn die Bruchbildung auf eine zeitlich hinlänglich genau bestimmte dienstliche Einwirkung zurückgeführt wird, die mit einer erheblichen Erhöhung des Bauchdrucks verbunden war und nachweisbar im Anschluß daran erhebliche Beschwerden gemacht hat.

VI. Die traumatischen Leistenhernien

Bevor BILFINGER 1901 als einer der ersten besondere Kriterien für eine traumatische Leistenhernie angab, stellten sich viele Autoren auf den Standpunkt, daß Hernien, die im Anschluß an ein Trauma eine der natürlichen Lücken der Bauchwand zum Austritt benützen, als traumatisch anzusehen seien. BILFINGER gab dann an, daß die Hernie unmittelbar nach der Gewalteinwirkung oder zum mindesten kurze Zeit nachher voll ausgebildet sein muß, und falls sie eine der natürlichen Lücken zum Austritt benützt, der Nachweis erbracht werden soll, daß vorher keine Bruchanlage bestanden hat.

LOTHEISEN beschrieb entsprechend Fälle und unterschied dabei echte traumatische Hernien, bei welchen durch das Trauma eine neue Bruchpforte geschaffen ist neben solchen, die schon vorhandenen Bruchpforten folgen.

1908 befaßte sich der Chirurgenkongreß mit der Frage der traumatischen Leistenhernie, konnte aber auch nicht zu einer einheitlichen Auffassung gelangen.

SCHLENDER beschrieb 1910 einen selbst beobachteten Fall und schlug dabei die Bezeichnung direkte und indirekte traumatische Hernie vor. Der Begriff der ersteren deckt sich mit dem, was LOTHEISEN unter echter traumatischer Leistenhernie versteht. Bei der Bezeichnung von SCHLENDER besteht aber die Gefahr, daß eine Verwechslung mit den inneren und äußeren (direkten und indirekten) Leistenhernien eintritt.

Von den echten traumatischen Hernien sind nur wenige Fälle bekannt. CASATI bezeichnet solche als Schöpfung der Unfallversicherung und BLACK stellt sie mit Recht als chirurgische Sehenswürdigkeit dar.

1937 berichtete NEDELKOS an Hand eines beobachteten Falles über die bis dahin in der Literatur beschriebenen 22 Fälle. 1940 ist noch ein Fall von EHALT und 1942 ein Fall von VOLKMANN beschrieben, denen 1950 ein von WEBER beschriebener folgte.

Die ärztliche Auffassung über die Entstehung von Brüchen durch Unfall hat sich vom Ende des vorigen Jahrhunderts bis heute geändert. Damals verlangte die reichsgesetzliche Unfallversicherung eine Begutachtung sämtlicher Körperschäden, die durch Unfall entstanden sein sollten. Dadurch wurde die Entstehung von Hernien eine Streitfrage. Bis ins letzte Drittel des vergangenen Jahrhunderts ging man von der einfachen Vorstellung aus, daß der Druck der Bauchpresse an der Stelle des geringeren Widerstandes das Bauchfell vor sich hertreibt und durch die Bruchpforten bzw. den Leistenkanal vorschiebt. Man war allgemein der Ansicht, daß dieser Vorgang auch ganz plötzlich stattfinden könne. ROSER stellte zum erstenmal eine Theorie über die Entstehung der Hernien auf, die sog. *Zugtheorie*. Sie besagt, daß am Bauchfell sitzende Fettgeschwülste dieses bei ihrem Wachstum allmählich nach außen ziehen und so zur Bildung eines Bruchsacks führen.

BLASIUS war der erste, der in der Geschichte der Unfallheilkunde über die Möglichkeit der gewaltsamen Entstehung referierte. 1898 unterschied er in einem Vortrag angeborene und erworbene Brüche. Den angeborenen Bruch begründete er mit entwicklungsgeschichtlichen Vorgängen. Gegen die plötzliche Bruchfüllung spricht nach BLASIUS bereits die anatomische Betrachtung des Entwicklungsganges. Der auf das Bauchfell einwirkende Druck müßte etwa so stark sein, daß das umgebende Gewebe den Verbindungsschlauch zerreißt, und der Bruchsack sich plötzlich unter dem Druck der nachdringenden Eingeweide glättet und füllt. Nach BLASIUS ist es kaum denkbar, daß dabei der mit seiner Umgebung fest verwachsene Verbindungsschlauch nicht mit zerreißt. Der traumatische Ursprung der Bruchfüllung ist dann aber in diesem Sonderfall deutlich, daß er nicht übersehen werden kann. Die Betroffenen klagen über erhebliche Schmerzen; sie können ihre Arbeit nicht fortsetzen und neigen zum Kollaps. Lokal müßten sich Blutungen und Gewebszerreißungen zeigen. Eine andere Möglichkeit der plötzlichen Bruchfüllung gibt BLASIUS an: die in den Verbindungsschlauch gepreßten Eingeweide können die umgebenden Gewebe plötzlich so weit auseinanderdrängen, daß der Verbindungsschlauch wegsam wird. Dank ihrer Elastizität ziehen sich aber die umgebenden Gewebe sofort wieder zusammen; die Folge wäre ein eingeklemmter Leistenbruch. Auch hier wäre die traumatische Entstehung klar. Auf Grund dieser Erwägungen kommt BLASIUS schon 1898 zu dem Schluß, daß *Leistenbrüche nicht entschädigungspflichtig* sind.

THIEM ist in seinem Handbuch für Unfallheilkunde, das ebenfalls 1898 erschien, in der Beurteilung zurückhaltender als BLASIUS. Er erkennt die Rosersche Zugtheorie an. Seiner Meinung nach ist für die plötzliche Bruchentstehung die Bauchpresse in demselben Maße verantwortlich, wie die angeborene Bruchsackanlage. Er hält auch unter gewissen Umständen die plötzliche Entstehung eines Leistenbruches ohne jede Zerreißung für möglich und begründet diesen Standpunkt mit der Beobachtung bei Fettschwund alter Leute.

In den folgenden Jahren kamen aber viele neue Erkenntnisse hinzu, die zur weiteren Klärung dieser Fragen beizutragen versprachen. So stellte MORO mittels Leichenversuchen fest, daß das Bauchfell ungeheuer elastisch ist. Es läßt sich bis zum Doppelten seines Umfanges ausdehnen und kehrt beim Nachlassen des Druckes sofort in seine Lage zurück. MORO schloß daraus, daß die plötzliche Bildung eines Bruchsackes unter Einwirkung eines momentanen Drucks *unmöglich* sei, — so groß der Druck auch sein mag. Ein vorhandener Bruchsack allerdings könne sich unter Einwirkung einer Gewalt plötzlich füllen.

GRASER stellte in seinen Arbeiten die Wichtigkeit dauernder kleiner Gewalten der Bauchpresse als Hauptursache des Leistenbruchs heraus und sprach von einer *„Minierarbeit"* der *Eingeweide*. Bei plötzlich entstandenen Leistenbrüchen unterschied er wie BERGER 1887 Brüche, die unter Einwirkung einer direkten oder indirekten Gewalt zustande kämen. BERGER nannte die letzteren „Hernies de force" (Gewalt- oder Preßbrüche), die ersteren „Hernies de violence" (Verletzungs- oder

Rißbrüche). In der Begutachtung dieser beiden Brucharten schlägt dann THIEM in der zweiten Auflage seines Handbuches einen völlig neuen Weg ein. Er betont, daß das Vorhandensein eines Bruchsackes und die Füllung desselben zwei für die Unfallbegutachtung streng auseinanderzuhaltende Zustände seien. Er begründet das folgendermaßen: „Wir wissen, daß sich in den allermeisten Fällen der Austritt eines Bruches ganz allmählich vollzieht. Es entstehen dann die „hernies de faiblesse" (Senkbrüche) nach BERGER. Von Unfalleinfluß kann dabei nicht die Rede sein. Es kann aber auch nicht geleugnet werden, daß sich der Bruchaustritt unter einer plötzlichen Gewaltanstrengung augenblicklich vollziehen kann. Erfolgt der erstmalige Austritt, also bei einem Betriebsunfall, so liegt ein entschädigungspflichtiger Unfall vor, denn der Bruchaustritt hätte ohne diesen Unfall nicht zustandezukommen brauchen".

Anders als THIEM äußert sich noch in demselben Jahr THÖLE in einem Vortrag 1910: „Das Urteil der Wissenschaft über die traumatische Entstehung von Hernien steht dem Laienurteil schroff gegenüber und lautet: Das allmähliche Vorstülpen und Vorwärtsrücken des Bauchfelles zum Bruchsack durch andrängende Eingeweide, die allmähliche Entstehung des Bruches, ist die Regel." Einfach zu beurteilen sind auch nach THÖLE die durch äußere Gewalt entstandenen Gewaltbrüche, die aber sehr selten sind. Für THÖLE lautet die wichtigere Frage aber: gibt es durch Druck der Bauchpresse entstandene innere Gewaltbrüche? THÖLE lehnt das Entstehen des Bruches durch ein Trauma, d. h.: durch Verheben usw. ab, wenn nicht Spuren von Gewebszerreißungen vorhanden sind, was wiederum sehr selten der Fall ist. Anders liegen die Dinge natürlich, wenn zur Zeit des Unfalls schon ein leerer Bruchsack vorhanden ist; dann ist nach THÖLE nicht von der Hand zu weisen, daß sich dieser auch ohne Gewebszerreißung durch einen entsprechenden Unfall füllt. Dem stimmen auch die meisten Gutachter bei. Die Meinungen teilen sich nur in der Frage, ob diese Brüche entschädigt werden sollen oder nicht. Hier treten die ersten Schwierigkeiten auf, wenn der Begutachter feststellen soll, ob ein vaginaler Bruch (im Processus vaginalis befindlich) vorliegt oder nicht, und ob dieser durch den Unfall infolge Füllung eines leeren Bruchsackes entstanden ist. BLASIUS war einer der ersten, die damals die Entschädigung dieser Brüche ablehnten, mit der Begründung, daß sich der leere Bruchsack auch ohne Unfall über kurz oder lang gefüllt hätte.

Dagegen führt THÖLE an, daß er Fälle beobachtet habe, bei denen der Proc. vag. per. zeitlebens offen war und trotzdem kein Bruch auftrat. Der sichere Nachweis, daß es sich um die plötzliche Füllung eines leeren Bruchsackes handelt, kann nach THÖLE nur durch Risse am Bruchsackhals erbracht werden, denn nach seiner Ansicht geht ein plötzliches erhebliches Vorwärtsrücken des Bruches ohne diese nicht vor sich. Als weitere nicht sichere Symptome führt er an:

a) den Nachweis, daß es sich um einen frischen Bruch handelt (der schon sehr schwierig zu erbringen ist);

b) große Schmerzen unmittelbar nach dem Unfall;

c) der Nachweis, daß kurz vor dem Unfall kein Bruch vorhanden war.

THÖLE betont, daß der Arzt die Anamnese nur mit Vorsicht bewerten soll und sein Urteil nur auf objektive Symptome gründen darf. Er könne eine Entschädigung nur gewähren, wenn Gewebszerreißungen vorhanden sind. In all den vielen anderen Fällen kann er nur dann für eine Rente eintreten, wenn nach seiner Überzeugung der vorher leere Bruchsack plötzlich gefüllt wurde, d. h. wenn die entsprechenden Symptome für diese Annahme vorhanden sind. Wenn er keine Anhaltspunkte für einen vaginalen Bruch und keine Gewebszerreißungen findet, muß für ihn die *traumatische Entstehung ausgeschlossen sein*.

1912 präzisierte BIER seine Leitsätze für die Begutachtung von traumatischen Hernien. In dieser Zeit richteten sich das RVA und die meisten Begutachter streng nach folgenden Leitsätzen:

1. Es muß ein unzweifelhafter Unfall im Sinne des Gesetzes vorliegen und die Erhebung der Krankengeschichte muß ergeben, daß dieser Unfall im Stande ist, eine starke Erhöhung der Bauchpresse zu verursachen. (Nach WETTE gibt es gar keinen Unfall im Sinne des Gesetzes, denn der Begriff des Unfalls ist im Gesetz nirgends verankert oder näher definiert. Wenn aber im ärztlichen Gutachten die Frage nach dem Unfall im Sinne des Gesetzes aufgeworfen wird, so will der Arzt in der Regel mit dieser Frage seine Bedenken zum Ausdruck bringen, ob der Krankheitszustand überhaupt durch eine äußere Einwirkung entstanden ist, die man vom Standpunkt des gesunden Menschenverstandes aus als Unfall bezeichnen kann).

2. Große Schmerzen müssen den Bruchkranken mindestens zwingen, sofort die Arbeit einzustellen. In der Regel wird er wohl in solchen Fällen sofort den Arzt aufsuchen. Wichtiger als die Schmerzen, die simuliert sein können und die ja auch individuell verschieden empfunden werden, sind gleichzeitige, plötzlich eintretende Symptome — wie Blässe, Ohnmachtsanwandlungen, Kleinheit und Beschleunigung des Pulses —. Fehlen diese Erscheinungen, so war der Bruch zumindest vorbereitet und wäre sehr bald auch ohne Unfall entstanden.

3. Der Bruch darf nur klein, höchstens hühnereigroß sein. Er darf von selbst nicht zurückgehen, sich nicht leicht zurückdrängen lassen, und wenn dieses geschehen ist, nicht leicht wieder erscheinen.

4. Sicher entschädigungspflichtig ist ein kleiner Bruch, der sofort einklemmt.

5. Beträchtliche Größe und Beweglichkeit des Bruches sprechen sicher, gleichzeitiges Bestehen eines oder mehrerer anderer Brüche, wahrscheinlich gegen die Entstehung des Bruches durch Unfall.

6. Die Ansicht, daß eine kurz vorhergegangene ärztliche Untersuchung, die das Nichtvorhandensein von Brüchen feststellt, sicher für den Unfallbruch spricht, ist unrichtig.

Denn häufig verschwinden die Brüche auf längere Zeit und treten dann wieder auf.

PAOLI hält 1921 in besonderen Fällen die traumatische Entstehung für wahrscheinlich, in denen folgender Operationsbefund festgestellt wird:

Mäßige Erweiterung des äußeren Leistenkanals, widerstandsfähige Hinterwand des Leistenkanals, gut entwickelte Muskulatur, kleiner, handschuhfingerartiger Bruchsack, der leicht isoliert werden kann und keine Reste einer Verbindung mit dem Hoden zeigt.

In Amerika, Deutschland, Italien und der Schweiz galten in den folgenden Jahren die Bierschen Leitsätze als Grundlage für die Hernienbegutachtung. (PHIPPEN, ALLEVI, DOMENICHINI, POMETTA.)

MASINI dagegen berichtet 1926, daß die augenblickliche Gesetzgebung in Frankreich keine Rücksicht mehr darauf nimmt, ob eine Prädisposition zur Hernie vorhanden sei oder nicht. Sie verlange auch keine besondere Gewalteinwirkung mehr, es genüge die gewöhnliche Arbeitsanstrengung.

1925 nimmt KAUFMANN in seinem Handbuch für Unfallmedizin beim Austreten eines Bruches zwei Möglichkeiten der Unfalleinwirkung an:
1. Die plötzliche Entstehung eines vollständigen Leistenbruches bei offen gebliebenem Scheidenfortsatz.
2. Die plötzliche Erzeugung eines äußeren Leistenbruches aus einem vorher bestehenden Kanalbruch.

Im ersten Fall nimmt KAUFMANN unfallweise Entstehung, im zweiten Fall unfallsweise Verschlimmerung an, die also beide entschädigungspflichtig sind.

REICHLE unterscheidet 1927 zwei große Gruppen:
1. Die sog. Unfallbrüche (Preßbrüche).
2. Die eigentlichen traumatischen Hernien.

Zu dieser Einteilung haben ihn große Statistiken von BERGER veranlaßt, der feststellte, daß etwa 30% aller Hernien angeblich durch Unfall entstanden seien. Der Begriff des Unfallbruchs setzt nach REICHLE voraus: a) Bruchfreiheit vor dem Unfall; b) Nachweis des Unfalls durch den Arbeitgeber, etwaigen Zeugen oder im Zweifelsfall durch das Gericht.

Als Unfallereignisse kommen in Frage: a) direkte Gewalteinwirkung, Quetschung von Bauch- und Lendengegend, Schlag gegen die Leiste, Anprall eines Steines usw. Meist sind es aber b) indirekte Gewalteinwirkungen, die als Ursache des Unfalls beschuldigt werden, besonders das Verheben.

Eine außergewöhnliche, d. h. über den Rahmen der Betriebsarbeit hinausgehende Anstrengung im Sinne des Gesetzes liegt nach REICHLE auch vor, wenn die Tätigkeit des Verunglückten ganz ungewohnt war, und zwar sowohl im Hinblick auf die Art der Arbeit, als auch auf Alter und Körperstärke des Betreffenden. Die ärztliche Untersuchung hat in erster Linie festzustellen, wie die Verhältnisse in der Bruchgegend sind, Sugillationen und Ödeme der Bruchgegend sind besonders zu vermerken. Die Art und Größe des Bruches, sowie die Art und Lokalisation der Schmerzen sind von großer Wichtigkeit.

REICHLES Meinung läßt sich schließlich dahin zusammenfassen, daß er eine sog. Unfallhernie für eine theoretisch mögliche, praktisch vorkommende, jedoch längst nicht so häufige Erscheinung hielt, wie damals noch allgemein angenommen wurde.

Während bei dieser sog. Unfallhernie die Disposition zur Bruchentstehung eine große Bedeutung hat, bzw. die Vorstufe zum Austritt einer sog. Unfallhernie darstellt, ist bei der traumatischen Hernie zu fordern, daß der Unfall den Betroffenen aus völliger Gesundheit trifft und dabei der Bruch austritt. Mit anderen Worten, — die Hernie muß in allen Teilen durch das Trauma gebildet sein, — es müssen also Bruchsackbildung und Bruchaustritt eine direkte, unmittelbare Folge der Gewalteinwirkung sein. *Die echte traumatische Hernie kann nur entstehen, wenn es zur Zerreißung von Muskeln und Fascien kommt*, wofür PAALZOW den Ausdruck ,,Rißbruch'' geprägt hat.

Die Gewalteinwirkung, die zu einer Muskelzerreißung führt, muß — von seltenen Ausnahmen abgesehen — eine sehr erhebliche sein. In Frage kommen heftige indirekte Traumen, die eine plötzliche Überdehnung der Bauchmuskeln zur Folge haben, in erster Linie aber direkte Gewalteinwirkungen, die zu einer Muskelzerreißung führen. Vorbedingung für rein traumatische Hernien sind also Fehlen von Bruchanlagen, von Muskeldiastasen und sog. schwachen Stellen. Die Bruchgeschwulst selbst ist beim traumatischen Bruch gleich nach dem Trauma nicht sehr groß. Sie hat die Form einer kleinen flachen, beim Husten und Pressen sich vergrößernden Vorwölbung. Die Beschwerden beim plötzlichen Bruchaustritt sind sehr verschieden und stehen oft ganz im Gegensatz zur Unfallhernie. Der Grund dafür liegt in der durch Muskelrisse bedingten breiten Bruchpforte.

Nach LOTHEISEN ist das Fehlen schwererer Symptome charakteristisch für die traumatische Hernie, da die Eingeweide erst spät in die sich bildende Peritonealausstülpung austreten. Deshalb treten auch nicht regelmäßig Einklemmungserscheinungen auf. Der Rißbruch setzt meist ein direktes lokales Trauma voraus. Die Entwicklung derartiger Brüche kann aber auch etappenweise vor sich gehen. Daß die Rißbrüche unter die entschädigungspflichtigen Unfälle fallen, war nie Gegenstand einer Diskussion. Die Gegensätze beziehen sich nur auf die Unfallhernien. Dabei gibt es zwei Gruppen von Begutachtern:

1. Solche, die jede Unfallbruchentschädigung ablehnen (z. B. BLASIUS).
2. Solche, die unter den bekannten Voraussetzungen einen Unfallbruch anerkennen (THÖLE, PARTSCH, THIEM, KAUFMANN u. a.).

In Amerika wird seit 1929 ein Unfallbruch nur dann anerkannt, wenn das Trauma unmittelbar die Bauchwand trifft; alle anderen Brüche werden als kongenital und langsam entwickelt angesehen (,,Krankheit'' — nicht Unfall); es sei denn, daß der schlüssige Beweis erbracht wird, daß die Gewalteinwirkung derart heftig war, daß die für einen Unfallbruch geforderten Bedingungen erfüllt sind (HOPKINS).

1930 setzt sich RUSSELL dafür ein, daß das Wort Riß verschwindet, weil doch bei Unfallhernien so gut wie niemals ein Riß in der Fascie oder der Muskulatur vorhanden sei.

JAQUES betont im gleichen Jahr, daß embryologische und anatomische Erwägungen kein Licht in diese Frage bringen können, sondern es sollte größerer Wert auf die Entstehungsweise und die Anamnese gelegt werden. So unterscheidet er zwischen accidenteller Hernie (hernie d'effort) und Hernie durch Verschlimmerung einer schon vorhandenen Anlage.

MAGNUS betont, daß ein Mensch mit Leistenbruchsneigung bei Ausübungen schwerer körperlicher Arbeit wahrscheinlich das Auftreten eines Leistenbruches erleben werde. Durch eine einmalige Überanstrengung könne daher eine wesentliche Verschlimmerung des bestehenden Leidens nicht angenommen werden. Die wirkliche Ursache sei eben doch ein organischer Baufehler. Eine plötzliche Gewaltanstrengung, die der gesunde Organismus ohne weiteres vertrage, könne nur als Teilursache, als auslösendes Moment angesehen werden. Deshalb sei die unfallsweise Verschlimmerung abzulehnen!

MAGNUS schreibt 1936: „Wir wissen, daß ein Unfall nur sehr selten zur Entwicklung eines Bauchbruches führt. Die Möglichkeit besteht zwar, daß ein Stoß gegen die Bauchdecken eine umschriebene Schwäche der Bauchwand verursacht und damit die Bedingung zur Entwicklung einer Hernie gibt. Es kann auch eine übermäßige Anstrengung zu einer ungewöhnlichen Beanspruchung der Bauchpresse führen und damit zur Sprengung und Entwicklung des Bruches. Aber erfahrungsgemäß sind beide Ereignisse außerordentlich selten. Anders liegen die Dinge bei der traumatischen Entstehung der Einklemmung. Die Erfahrung lehrt, daß eine übermäßige Anstrengung der Bauchpresse durchaus die Ursache einer Einklemmung sein kann. Ist dies durch einen anstrengenden Arbeitsvorgang geschehen, so ist die Frage nach der Unfallschädigung zu bejahen. Die Spruchbehörden neigen zu der Ansicht, daß eine im Betrieb entstandene Einklemmung durch die Arbeit wesentlich bedingt und Unfallfolge ist...".

AIEVOLI setzt sich 1938 dafür ein, daß vor dem Abschluß der Versicherung der Antragsteller auf das Vorhandensein von Leistenbrüchen untersucht wird.

ZUR VERTH und KÜHNE weisen darauf hin, daß ein gesetzmäßiger Vorgang oder Zustand nie eindeutig durch eine einzige Ursache bestimmt ist, sondern immer nur durch eine Summe von Bedingungen, die untereinander ungleichwertig sind und sich benennen lassen als:
1. richtungsgebende, die Qualität der Wirkung bestimmende Bedingungen;
2. auslösende Bedingungen, die die Wirkung einleiten, das Geschehen eines Vorganges möglich machen;
3. eine die Quantität der Wirkung bestimmende Bedingung.

SELLENINGS geht noch einen Schritt weiter. Er faßt die *Hernien nur als Krankheit* auf und *nie als Unfallfolge*. „*Der Mann hat eine Hernie, weil er eine hat.*" Für die Anerkennung eines Leistenbruches wäre nach seiner Meinung zu fordern, daß ein Bruchsack sich plötzlich bilden könne, dies sei jedoch unmöglich!

Diese Meinung teilt auch CASATI in einer Arbeit 1936. Er berichtet von systematischen Untersuchungen an Bruchsäcken, wobei er an allen eine mehr oder weniger dichte Schicht von Muskelgewebe fand, die entlang der Längsachse der Bruchsäcke gerichtet war. Diese als M. cremaster bezeichnete Muskulatur übt nach CASATI mit jeder Kontraktion einen Zug auf die tiefen Bauchfellschichten aus, dadurch wird in den Bauchdecken ein Weg geschaffen, in den die Darmschlingen zu einem kleinen Teil eindringen können, um bei anhaltenden fördernden Bedingungen sich zum ständigen Bruchsack auszubilden. Demnach wäre das Zustandekommen eines Eingeweidebruches kein passiver, sondern ein durch kontinuierliche Muskelwirkung bewirkter aktiver Folgezustand. Der Bruchsack, der jeder Bildung von Eingeweidebrüchen vorausgeht, kann durch eine einmalige, wenn auch noch so gewaltsame Einwirkung nicht zustandekommen, und der Innenbauchdruck wäre dabei nur in sekundärer Weise an der Muskelaktion mitbeteiligt.

Auch ROBINEAU betont 1940, daß eine äußere Anstrengung, die zur Kontraktion der Bauchmuskeln führt, nicht gleichzeitig einen die Entstehung eines Bruches begünstigenden Innendruck erzeugen kann. Eine Kontraktion der Bauchmuskeln verengt den Leistenkanal. Befindet sich in ihm ein Bruchsack, so wird er unter Auslösung mehr oder weniger heftiger Schmerzen zusammengedrängt.

In der Schweiz waren 1940 die Meinungen über die Entschädigung traumatischer Hernien noch nicht einheitlich. Bei einer Rundfrage bei den einzelnen Versicherungen stellte SCHIFFERLI fest, daß z. B. die Winterthur-Versicherung praktisch Brüche nicht entschädigt, da die traumatisch bedingten Hernien äußerst selten seien und diese nur kaum mehr als in 1% der Fälle als Unfallfolge angesehen werden könnten. Bei einer Entschädigung richtet sich die Summe entweder nach der Höhe der Versicherung oder nach den Gesamtkosten der medizinischen Behandlung. Die Versicherung ,,La Suisse" entschädigt Brüche grundsätzlich nicht, ,,Helvetia" nur rein traumatische, ,,Zürich" entschädigt weder Brüche noch Komplikationen. Die Behandlung einer erstmals auftretenden Einklemmung während der Arbeit wird voll entschädigt.

MOORHEAD legt 1940 jedem Leistenbruch eine angeborene Anomalie der Bauchdecken zugrunde, die eine Anlage zu einem Bruchsack hervorruft. Die vis a tergo des intraabdominellen Druckes sei die eigentliche Ursache, die zur Verschlimmerung von Hernienanlagen führe, indem die immer wiederholten Anstrengungen des täglichen Lebens schließlich den ,,Krug zum Überlaufen bringen". Verschlimmerung durch Trauma wäre dann anzuerkennen, wenn unmittelbar nach entsprechender Gewalteinwirkung Symptome aufgetreten sind, die für eine traumatische Entstehung sprechen. Da dieser Zusammenhang nur sehr selten nachzuweisen ist, und auch bei Hernienoperationen fast nie frische Verletzungsmerkmale wie Oedeme, Blutungen, Fibrinbeläge zu finden sind und auch pathologisch-anatomisch stets nur chronisch entzündliche Veränderungen an den exstirpierten Bruchsäcken nachgewiesen werden können, ist eine einzelne, vom Patienten angeschuldigte traumatische Einwirkung fast nie als Ursache einer Hernie anzusehen.

1950 fordern LINIGER und MOLINEUS im „Unfallmann" für die traumatische Hernie folgende Bedingungen:

1. Ein geeigneter Unfall muß nachgewiesen sein. Wird Verheben angeschuldigt, so muß die betreffende Arbeit erheblich über den Rahmen des betriebsüblichen hinausgegangen sein, oder muß sich beim Heben etwas Unfallartiges ereignet haben.

2. Der Befund muß mit der Annahme eines traumatisch entstandenen Bruches vereinbar sein. Kleiner Bruch, enge Bruchpforte, Schwierigkeiten beim Zurückdrängen, evtl. Einklemmung.

3. Im sofortigen Anschluß an den Unfall müssen erhebliche objektive und subjektive Symptome aufgetreten sein. Der Verletzte ist schwer krank, er hat ärztliche Hilfe nötig und muß die Arbeit sofort einstellen. Es wird im allgemeinen eine sofortige Operation gefordert, da der echte traumatische Bruch stets eingeklemmt sein soll. Bei der Operation sollen Verletzungsspuren zu finden sein.

Über die Entschädigung führen sie aus: „Wenn ein Unterleibsbruch als Unfallfolge anerkannt wird, so kommt durchschnittlich eine Rente von 10% in Betracht und bei reponiblen Brüchen die Verordnung eines Bruchbandes.

Auch MINOR-NICHOLS sieht 1952 nur in seltenen Fällen ein Trauma als alleinige Ursache eines Leistenbruches an. Fast immer wird unter entsprechenden Umständen ein bereits vorgebildeter Bruchsack durch plötzliche Erhöhung des intraabdominellen Druckes vorgewölbt. Dabei werden häufig Einklemmungserscheinungen festgestellt.

A. W. FISCHER erwähnt 1955 in „Das ärztliche Gutachten im Versicherungswesen": Meist handelt es sich um folgendes: Vor dem Unfall war dem Kranken ein Bruch nicht bekannt. Jetzt soll ein solcher nach Heben oder anderer Tätigkeit aufgetreten sein, ohne sich sofort einzuklemmen. Meist handelt es sich um die Füllung eines vorher schon vorhandenen Bruchsackes. Bei lückenhaften Unterlagen über einen Unfall kann der Operationsbefund die Sachlage klären. Wichtig ist vor allem die Feststellung frischer oder älterer Blutergüsse oder Gewebszerreißungen im Bereich des Bruches. Er berichtet, daß vereinzelt nach *Beckenbrüchen* durch Schädigung des inneren Leistenringes Leistenbrüche aufgetreten seien.

Wir erlebten einen solchen nach Reitunfall, bei dem eine Anerkennung des Bruches als Traumafolge gegeben war.

PARTSCH betont 1955, daß selbst bei großer Gewalteinwirkung auf die Leistengegend die Operation keinen Bruchsack ergeben habe, sondern nur eine weit zerrissene Fascia transversalis und Muskulatur. Der Bruchsack sei aber doch für den Begriff „Hernie" unerläßlich. Also existiere demnach eine „traumatische Hernie" überhaupt nicht.

VII. Eigene Ergebnisse der Prüfung von 1428 Leistenbruchfällen auf traumatische Entstehung

Es wurden die Krankengeschichten von 1428 Leistenbruchträgern aus den Jahren 1947 bis 1956 im Alter von 15 bis 74 Jahren ausgewertet. Von diesen Patienten gaben 202 ein Trauma verschiedener Art an, welches sie für die Bruchentstehung verantwortlich machten.
Es ergab sich folgende Altersgruppenverteilung:

15.—20. Lebensjahr in 19 Fällen
21.—30. Lebensjahr in 35 Fällen
31.—40. Lebensjahr in 27 Fällen
41.—50. Lebensjahr in 45 Fällen
51.—60. Lebensjahr in 44 Fällen
61.—70. Lebensjahr in 23 Fällen
71.—74. Lebensjahr in 9 Fällen

Aus dieser Statistik ist ersichtlich, daß die Hernien am häufigsten im mittleren Lebensalter auftraten. Als Trauma wurde vor allem immer wieder schweres Heben angegeben. In einem Fall trat der Bruch nach einem Bauchschuß auf.

Als weitere Gründe für die Entstehung wurden angeschuldigt:

schweres Heben in 150 Fällen
schwere Arbeit in 27 Fällen
Ausgleiten in 16 Fällen
stumpfes Trauma in 6 Fällen
Sport in 3 Fällen

Bei 27 von diesen Patienten fanden sich in der Anamnese Leistenhernien der anderen Seite oder Nabelhernien. Zweimal wurden im Befund Varicen vermerkt, einmal Hämorrhoiden, einmal Knick-Senkfüße, alles Zeichen allgemeiner Bindegewebsschwäche. Zehn Patienten hatten vor dem Auftreten einer rechtsseitigen Hernie eine Appendektomie durchgemacht. Fünf gaben in der Anamnese Rachitis an, die bekanntlich eine Schwächung des Bindegewebes zur Folge haben kann. Diese Befunde sprechen an sich schon gegen eine traumatische Entstehung, wie das an anderer Stelle schon ausgeführt wurde. Interessant ist ein Fall insofern, als der Patient angab, beim Brikettladen plötzlich Schmerzen in der Leistengegend bemerkt zu haben. Seit dieser Zeit beobachte er eine Vorwölbung in der Leiste und verspüre bei der Arbeit immer wieder geringe Beschwerden. Da in den Wochen vor der Einweisung eine zunehmende Verschlechterung eintrat, kam er zur Operation. Am Lokalbefund war auffällig, daß sich die Schwellung unterhalb des Leistenbandes befand, weshalb eine Schenkelhernie oder ein entzündlicher Lymphknoten vermutet wurden. In der Tat fand sich bei der Operation nirgends ein Bruchsack, sondern lediglich ein Lymphknotenkonglomerat, welches exstirpiert wurde. Dieser Fall zeigt, wie leicht Patienten Veränderungen am eigenen Körper auf einen Unfall zurückführen, auf die sie erst durch ein Trauma aufmerksam wurden. Nur bei 4 von den 202 Fällen fand man bei der Operation einen Befund, der für traumatische Entstehung der Hernie sprach. In 3 Fällen wurde der Befund makroskopisch und in einem Fall mikroskopisch festgestellt.

Bei dem letzteren Fall handelte es sich um eine Patientin, die beim Heben einer schweren Erdkiste plötzlich einen Bruch bemerkte. Sie hat aber trotzdem weiter gearbeitet und suchte erst nach 2 Tagen den Arzt auf. Der Hausarzt hielt diese Veränderung sofort für eine Folge des schweren Hebens und damit für einen berufsgenossenschaftlichen Unfall. In der Klinik war man zunächst nicht geneigt, diese Annahme zu bestätigen, einmal deshalb, weil die Patientin weiter gearbeitet und den Arzt erst nach 2 Tagen aufgesucht hatte, zum anderen aber vor allem deshalb, weil sich bei der Operation keinerlei Anzeichen für eine traumatische Entstehung fanden. Erst die histologische Untersuchung ergab alte Blutungen im Bruchsack und in einer Cyste des Diverticulum Nuckii.

Auf Grund dieses Befundes konnte eine traumatische Einwirkung nicht mehr von der Hand gewiesen werden. Eine Entstehung der Hernie durch Betriebsarbeit war unwahrscheinlich, eine mögliche Verschlimmerung wurde allerdings bejaht.

Bei zwei anderen Fällen zeigte sich bei der Operation ein makroskopischer Befund. Bei einem 28-jährigen Mann, der beim Heben eines Zementsackes plötzlich Schmerzen in der rechten Leiste und eine Vorwölbung bemerkte, fand man bei der Operation den äußeren Leistenring ausgefranst und eine brüchige Externusaponeurose. Dieser Befund ist bei einem Manne in diesem Alter ungewöhnlich und deshalb wohl auf das angegebene Trauma zurückzuführen.

Der andere Fall war ein 67-jähriger Mann, der beim Heben eines Getreidesackes sofort einen starken Schmerz verspürte und nach 2 Tagen eine Vorwölbung bemerkte. Der Lokalbefund zeigte keine pathologischen Veränderungen, aber bei der Operation fand sich die Externusaponeurose gespalten.

Beim vierten Fall handelte es sich um eine 47-jährige Frau, die $1^1/_2$ Jahre vor der Einweisung einen Reitunfall hatte, wobei das Pferd hochging und auf den Körper der Patientin stürzte. In der Folge einer Beckenringfraktur kam es zu einer traumatischen Hernie. Bei der Aufnahme zeigte der Lokalbefund in der rechten Leistengegend eine bereits bei gespannten Bauchdecken deutlich sichtbare Vorwölbung, die beim Husten und Pressen größer wurde und die Tendenz zeigte, in die rechte Leiste hinabzusteigen. Die linke Leiste war frei. Bei der Operation gelangte man durch einen Schnitt über die rechte Leistengegend, der über die Symphyse fortgesetzt wurde, in ein schwieliges Narbengewebe. In diesem fand sich der über hühnereigroße Bruchsack, der sich in das große Labium hinein erstreckte. Der Bruchsack wurde abgetragen und man konnte deutlich feststellen, daß hier zwei Bruchlücken vorhanden waren, die durch die Plica umbilicalis lateralis unterteilt waren. Beim Abtragen des Bruchsackes fand man die Blase in die Hernie einbezogen. Auf Grund dieses Befundes mußte eine traumatische Entstehung der Hernie angenommen werden. Histologisch konnten keine alten Blutungen nachgewiesen werden- trotzdem handelte es sich nach Zerreißung der Fascien infolge Beckenringbruches vor $1^1/_2$ Jahren um eine einwandfrei traumatisch bedingte Hernie.

VIII. Zusammenfassung

Nach kurzer Besprechung der Anatomie der Leistengegend und ihrer Darstellung an zwei Skizzen wird die Definition der Hernie und ihr Aufbau besprochen. Danach folgt eine Einteilung der Hernien nach anatomischen Gesichtspunkten. Zur Definition der traumatischen Entstehung der Leistenhernien ist eine Einteilung nach ätiologischen Gesichtspunkten notwendig. In diesem Abschnitt wird besprochen, welche Rolle Vererbung, Konstitution, Beruf und soziale Stellung bei der Bruchgenese spielen.

Bezüglich der Vererbung stimmen wir mit den Autoren überein, die die Anlage zu Leistenbrüchen bejahen. Über die Art des Erbganges stehen sich die Meinungen von BIRKENFELD und GRIDNEV gegenüber. BIRKENFELD behauptet, auf Grund seiner Untersuchungen einen dominanten Erbgang, während GRIDNEV einen recessiven, geschlechtsgebundenen betont. SEULBERGER, KRÖNIG und MARGGRAF bezeichnen die Disposition zum Leistenbruch als Erbmerkmal mit variabler Realisation. Auch die Untersuchungen von VON VERSCHUER und LARISCH an Zwillingen bestätigten, daß die *Disposition* vererbt wird.

MOSKALENKO zeigte, daß Konstitutionstypen mit männlicher Bauchform weniger Leistenbrüche bekämen, als die mit weiblicher Bauchform. BEREZIN und GORELIKO behaupten genau das Gegenteil. Verschiedene andere Verfasser brachten Länge des Leistenbandes und Beckenform mit der Häufigkeit von Leistenbrüchen in Beziehung, was SEULBERGER wiederum nicht feststellen konnte. ZUR VERTH wies dann noch auf die Bedeutung des Bauchinnendruckes bei der Bruchentstehung hin.

Im fünften Abschnitt wird auf die traumatischen Hernien näher eingegangen. Einige in der Literatur beschriebene, echte traumatische Hernienfälle werden zitiert. Anschließend wird die Wandlung der ärztlichen Auffassung über die Entstehung der Leistenhernien durch Unfall verfolgt, wobei auch die Auffassungen des Auslandes berücksichtigt werden.

BLASIUS vertrat schon 1898 die Ansicht, daß die Entstehung eines Leistenbruches durch indirekte Traumen nur dann angenommen werden könne, wenn Gewebszerreißungen zu finden seien. Nach seiner Meinung ist eine Hernie, die durch plötzliche Füllung eines leeren Bruchsackes entsteht, nicht zu entschädigen. Es hätte sich seines Erachtens dieser Bruchsack über kurz oder lang auch ohne Unfall gefüllt, wie wir dies auch bei einem unserer letztoperierten Fälle sahen.

THIEM hielt 1898 in der ersten Auflage seines Handbuchs der Unfallerkrankungen eine plötzliche Entstehung unter gewissen Umständen auch ohne Zerreißung für möglich. In der zweiten Auflage 1910 vertrat er dann die Ansicht, daß der erstmalige Austritt einer Hernie bei Betriebsunfall als entschädigungspflichtiger Unfall anzusehen sei, weil der Bruch ohne den Unfall in diesem Augenblick noch nicht aufgetreten wäre.

THÖLE lehnt in demselben Jahr eine plötzliche Entstehung eines Bruches ohne Gewebszerreißungen ab. Er teilt aber nicht die radikale Ansicht von BLASIUS, daß sich ein leerer Bruchsack auch ohne Unfall gefüllt hätte, denn THÖLE hat in vielen Fällen selbst beobachtet, daß trotz zeitlebens offenem Bruchsack keine Leistenhernie entstanden ist.

1912 stellte BIER seine Leitsätze auf, die das Reichsversicherungsamt seinen Entscheidungen zugrunde legte. BIER forderte für die Anerkennung einer unfallbedingten Hernie:

1. Der Unfall, der als Ursache für die Hernie angeschuldigt wird, muß ein Unfall im Sinne des Gesetzes sein.
2. Müssen Einklemmungserscheinungen dabei auftreten.
3. Darf der Bruch nicht größer als ein Hühnerei sein.
4. Sicher entschädigungspflichtig ist ein kleiner Bruch, der sofort einklemmt.
5. Beträchtliche Größe und Beweglichkeit des Bruches, sowie gleichzeitiges Bestehen eines oder mehrerer anderer Brüche sprechen gegen die Entstehung des Bruches durch Unfall.
6. Die Ansicht, daß eine kurz vorhergegangene ärztliche Untersuchung, die das Nichtvorhandensein von Brüchen feststellt, sicher für den Unfallbruch spricht, ist unrichtig.

Auch in Amerika, Italien und der Schweiz richtete man sich in diesen Jahren weitgehend nach seinen Grundsätzen. In Frankreich dagegen wurde keine Rücksicht darauf genommen, ob eine Prädisposition vorliege oder nicht, es genügte auch eine gewöhnliche Arbeitsanstrengung, um den Bruch als traumatisch bedingt anzuerkennen.

In Amerika forderte SELLENINGS 1920 für die Anerkennung einer traumatischen Hernie die Möglichkeit, daß sich ein Bruchsack plötzlich bilden könne. Nach den Untersuchungen von MORO über die Elastizität des Bauchfells ist dies aber nicht möglich. Deshalb faßte SELLENINGS die Hernien nur als „Krankheit" und niemals als Unfallfolge auf. In Italien vertrat CASATI 1936 ebenfalls diese Meinung.

PAALZOW teilte 1921 die Brüche in Rißbrüche, Preßbrüche und Senkbrüche ein, wobei die Rißbrüche immer, die Preßbrüche manchmal und die Senkbrüche niemals als Unfallfolge anzusehen seien.

1925 schlug KAUFMANN vor, die plötzliche Entstehung eines vollständigen Leistenbruches bei offenem Scheidenfortsatz als unfallbedingt zu entschädigen. Für die plötzliche Entstehung eines äußeren Bruches aus einem interstitiellen Bruch forderte er die Entschädigung als unfallbedingte Verschlimmerung.

1926 setzte sich ZUR VERTH dafür ein, daß Preßbrüche im Sinne PAALZOWS, die durch Einwirkung einer einmaligen, zeitlich begrenzten und außergewöhnlichen Steigerung der Bauchpresse entstanden sind, der Entschädigungspflicht unterworfen würden.

1927 teilte REICHLE die Leistenhernien auf traumatischer Grundlage in zwei große Gruppen ein:

1. Die sog. Unfallhernien (Preßbrüche).
2. Die eigentlichen traumatischen Hernien.

Das Vorkommen der ersteren hielt er theoretisch für möglich und gab zu, daß sie auch praktisch vorkämen. Er betonte aber, daß sie längst nicht so häufig seien, wie allgemein angenommen werde.

HOPKINS berichtete 1929 aus Amerika, daß nur diejenigen Brüche als traumatisch bezeichnet werden könnten, bei denen ein Trauma unmittelbar die Bauchwand treffe. Alle anderen seien kongenital (Krankheit, nicht unfallbedingt).

1936 betont MAGNUS, daß die eigentliche Ursache der Hernien ein organischer Baufehler des Bindegewebes sei — die *allgemeine Bindegewebsschwäche!* Bei einer solchen Anlage trete höchstwahrscheinlich im Laufe des Lebens ein Leistenbruch auf. Deshalb könne auch durch eine einmalige Anstrengung keine wesentliche Verschlimmerung angenommen werden. Die unfallsweise Entstehung der Einklemmung wird aber auch von ihm, wie von BIER und WETTE bejaht.

In der Schweiz wurden 1940 die Leistenhernien, die traumatisch entstanden sein sollen, von den einzelnen Versicherungen noch nicht einheitlich entschädigt. ,,La Suisse" und ,,Zürich" entschädigen zum Beispiel Leistenbrüche grundsätzlich nicht.

In den Kriegs- und Nachkriegsjahren wurden nur wenige Arbeiten über diese Zusammenhangsfragen veröffentlicht.

1949 untersuchten SEULBERGER und Mitarb. Tausende von Heimkehrern aus dem Osten und Westen auf Leistenbrüche und Leistenbruchanlagen. Sie berücksichtigten dabei die Familienanamnese, die Konstitution und weiterhin die Arbeits- und Ernährungsverhältnisse in den Gefangenenlagern. Die Autoren verglichen dann ihre Ergebnisse mit Statistiken aus den Vorkriegsjahren und kamen dabei zu der Ansicht, daß bei der Entstehung eines Leistenbruchs die Einwirkung des Milieus nicht die Rolle spiele, die allgemein angenommen wurde. Sie stellten abschließend fest, daß die Disposition zum Leistenbruch auf einer Erbanlage beruhe.

1950 forderten LINIGER und MOLINEUS in ,,Der Unfallmann" für die traumatische Entstehung von Hernien folgende Bedingungen:

1. Es muß ein geeigneter Unfall nachzuweisen sein.

2. Der Befund muß mit der Annahme einer traumatisch entstandenen Hernie übereinstimmen: Kleiner Bruch, enge Bruchpforte, Schwierigkeiten beim Zurückbringen.

3. Im sofortigen Anschluß an den Unfall müssen erhebliche subjektive und objektive Symptome vorhanden sein.

A. W. FISCHER wies 1955 auch darauf hin, daß es sich bei einer angeblich traumatischen Hernie meist um die Füllung eines längst vorhandenen Bruchsacks handele. Er betonte, daß bei lückenhaften Unterlagen über den Unfall allein der *Operationsbefund* die Sachlage klären könne. Wichtig sei vor allem die Feststellung frischer oder älterer Blutungen, die bei Gewebszerreißungen immer zu finden wären.

Auf Grund der Aufforderung des Landessozialgerichtes in Stuttgart zur Stellungnahme in dieser Frage haben wir uns folgende Aufgabe gestellt:

1. Durchsicht von Krankenblättern von Operierten der Jahre 1947—1956 und Überprüfung der Operationsbefunde mit den Angaben der Patienten.
2. Prozentuale Verteilung der sog. traumatischen Hernien auf die Gesamtzahl der Untersuchten.
3. Prozentuale Verteilung der sog. traumatischen Hernien bezüglich der Operations- und Histologiebefunde.

Diese Untersuchung ergab:

Zu 1: Von 1428 Patienten über 15 Jahre beschuldigten 202 ein Trauma für die Entstehung des Leistenbruches.

Zu 2: Die prozentuale Verteilung beträgt auf die Gesamtzahl der Untersuchten 14,1%.

Zu 3: Von diesen 202 Patienten konnten 4 Fälle (= 1,98%) operativ und histologisch als Unfallfolge bestätigt und anerkannt werden.

Einmal konnten noch mikroskopisch kleine Blutungen im Bruchsack gefunden werden, in zwei Fällen ließen sich traumatisch entstandene Muskellücken der vorderen Bauchwand nachweisen. In einem weiteren Fall waren der äußere Leistenring und die Externusaponeurose bei einem 28-jährigen Mann aufgefasert.

Auf Grund unserer Untersuchungen und der Literaturstudien kamen wir zu der Ansicht:

1. Es kann nur eine Form der angeblich traumatisch entstandenen Hernien anerkannt werden: Der *Rißbruch* im Sinne PAALZOWS. Für diese Anerkennung ist entweder schon ein entsprechender Lokalbefund (Ödem, Blutungen oder Zerreißungen) oder Operationsbefund (makro- oder mikroskopisch) zu fordern.

2. Die Brüche, die bei schwerem Heben oder anderer Betätigung der Bauchpresse auftreten, die sog. „Preßbrüche" sind nicht als unfallbedingt anzusehen. Es ist dabei der leere Bruchsack vorgebildet; es erfolgt lediglich die plötzliche Füllung des schon vorhandenen Bruchsackes während der Arbeit.

Das Bindegewebe eines gesunden Menschen hält normalerweise eine dauernde und verstärkte oder immer wiederkehrende Anspannung der Bauchpresse aus, ohne daß eine Leistenhernie auftritt. Wenn es aber unter diesen Arbeitsbedingungen zur Bruchentstehung kommt, so liegt die Ursache in einer *konstitutionellen Bindegewebsschwäche*. Es ist daher auffallend, daß bei vielen Menschen, die täglich schwere körperliche Arbeit leisten, immer nur bei wenigen ein Leistenbruch auftritt.

Vergleichsweise sei vermerkt, daß Varicen, Senk- und Spreizfüße, sowie Hämorrhoiden ebenfalls Symptome dieser konstitutionellen Bindegewebsschwäche sind. Wenn ein Arbeiter Anlagen zu Varicen hat und in seinem Beruf den ganzen Tag stehen muß, so werden in vielen Fällen durch das Stehen bei der Arbeit die Varicen manifest, oder die bestehenden Varicen verschlimmert. Es ist uns aber auf Grund der Literatur und der eigenen Beobachtung kein Fall bekannt, bei dem Entschädigung für die Varicosis verlangt oder anerkannt worden wäre.

Die Beurteilung der traumatisch entstandenen Preßbrüche ist mit dieser konstitutionellen Bindegewebsschwäche ebenfalls in Beziehung zu setzen. Denn auch hier besteht der vorgebildete Bruchsack, der bei vermehrtem Innendruck gefüllt wird.

Nachdem wir zu dieser Auffassung gekommen waren, wurden vom Landessozialgericht die Entscheidungen des Militärversorgungsgerichts angefordert. Nach diesen Entscheidungen richtete sich das Landessozialgericht bis jetzt bei der Begutachtung von Leistenbrüchen. Es sollte von uns geprüft werden, inwieweit sie noch mit dem heutigen Stand der Forschungen über die Bruchgenese vereinbar sind. Die Entscheidungen stammen aus dem Jahre 1921.

Damals wurde PAALZOW aufgefordert, ein Obergutachten über einen Fall abzugeben, der hier kurz wiedergegeben sei.

Ein Schlossermeister, der 1919 aus dem Heeresdienst entlassen worden war, erhielt eine Rente von 10% wegen eines Herzleidens. Im Berufungsverfahren beanspruchte er auch die Versorgung eines doppelseitigen Leistenbruches. Die Bruchanlage hatte schon vor dem Militärdienst bestanden. Nun aber schuldigte er verschiedene Ereignisse während der Dienstzeit an, die die Entstehung der Leistenbrüche verursacht hätten. Das Militärversorgungsgericht hatte als erwiesen angesehen, daß sich das Bruchleiden infolge des Kriegsdienstes verschlimmert habe, und erhöhte dem Kläger die MdE. auf insgesamt 20%. Später wurde von der Staatskasse Dienstbeschädigung bestritten.

PAALZOW sollte nun klären, inwieweit das bei dem Kläger festgestellte Bruchleiden auf dienstliche Verrichtungen während seiner Dienstzeit oder auf einen Unfall während der Ausübung des Militärdienstes bzw. auf die dem Militärdienst eigentümlichen Verhältnisse zurückzuführen sei. Außerdem sollte festgestellt werden, in welchem Maße der Kläger durch das Leiden in seiner Erwerbsfähigkeit beeinträchtigt wäre und wieviel davon auf die ursächliche Beziehung zum Militärdienst fiele. Der Sachverständige sollte gleichzeitig zu folgenden Leitsätzen Stellung nehmen:

1. Soweit der Austritt eines Leistenbruches auf einen Unfall zurückgeführt wird, kommen die vom RVA 1912 aufgestellten Grundsätze unverändert zur Anwendung.

2. Dienstbeschädigung ist aber nur anzuerkennen, wenn sich der Bruch unter dem Einfluß dienstlicher Verrichtungen entwickelt oder allmählich verschlimmert hat.

3. Daß ein Leistenbruch während der dienstlichen Tätigkeit ausgetreten ist, die geeignet ist, die Bauchpresse erhöht in Anspruch zu nehmen, rechtfertigt an sich die Vermutung nicht, daß der Bruch durch diese Tätigkeit entstanden ist.

4. Vielmehr kann ein solcher Zusammenhang nur dann angenommen werden, wenn die Bruchbildung auf eine zeitlich hinlänglich genau bestimmbare dienstliche Einwirkung zurückgeführt wird und im Anschluß daran wesentliche Beschwerden bemerkbar geworden sind.

5. Auch ein noch nicht ausgetretener Leistenbruch kann eine Verminderung der Erwerbsfähigkeit um mindestens 10% bedingen.

PAALZOW erörtert nun in seiner Stellungnahme, inwieweit ein Leistenbruch Gegenstand einer Militärversorgung sein kann, und er betont, daß andere Bruchformen im Großen und Ganzen genau so zu beurteilen seien.

Er teilt die Brüche ein in 1. Rißbruch; 2. Preßbruch; 3. Senkbruch. Die umstrittene Frage ist der *Preßbruch*, der allmählich, durch dauernde schwere Arbeit, also dauernder starker Beanspruchung der Bauchpresse entstehen könnte.

Auch bei der Militärversorgung kommt im Regelfalle als maßgebende Ursache die Bruchanlage in Betracht, während die dienstliche Verrichtung nur einen unerheblichen Umstand bildet, und meist nur die Gelegenheit zur Entdeckung des Bruches ist. Soll eine beschleunigende plötzliche Gewalteinwirkung anerkannt werden, so muß eine verhältnismäßig große körperliche Arbeit eine entsprechende Überanstrengung der Bauchpresse bedingt haben, und im Anschluß daran müssen nachweisbar schwere objektive und subjektive Erscheinungen auftreten. Wenn ein Bruch durch Unfall verschlimmert sein soll, muß ein einwandfreier Nachweis einer plötzlichen Vergrößerung erbracht werden.

Während bei der Unfallversicherung nur ausnahmsweise eine plötzliche Gewalteinwirkung der Bauchpresse neben der Bruchanlage als mitwirkende Ursache für die Bruchentstehung in Frage kommt, ist nach PAALZOW bei der Militärversorgung davon auszugehen, daß eine wiederholte oder länger dauernde, über das gewöhnliche Maß hinausgehende Anspannung der Bauchpresse geeignet ist, die Minierarbeit der Eingeweide zu fördern und die Bruchbildung zu beschleunigen oder zu ermöglichen. Die allmählich so entstandene Gesamtschädigung stellt nach PAALZOW Dienstbeschädigung infolge Dienstverrichtung dar. Es ist also Dienstbeschädigung anzuerkennen, wenn Art und Maß der dienstlichen Tätigkeit die Fortentwicklung der Bruchanlage nachweisbar begünstigt haben, auch dann, wenn ein so entstandener Bruch ohne schwere Erscheinungen während des Dienstes austritt. PAALZOW wollte damals aber nicht grundsätzlich aussprechen, daß Dienstbeschädigung vorliegt, wenn sich ein Bruch unter solchen Umständen allmählich entwickelt. Weil in der Medizin unter allmählich entstandenen Brüchen im allgemeinen Senkbrüche verstanden werden, sollte die Entscheidung jeweils mit größter Vorsicht getroffen werden. Im Einzelfalle weist er auf die Leitsätze 3 und 4 hin, denen er voll zustimmt.

Die Einwirkung der dem Militärdienst eigentümlichen Verhältnisse auf die Entstehung von Leistenbrüchen hält PAALZOW nicht von Bedeutung.

Der Leitsatz 5 wird von ihm bejaht, mit der Begründung, daß ein noch nicht ausgetretener Leistenbruch ebenfalls Einklemmungserscheinungen und andere Beschwerden verursachen könne.

Nach diesen Entscheidungen von 1921 wurde bisher Dienstbeschädigung anerkannt, wenn ein Bruch unter dem Einfluß dienstlicher Verrichtungen allmählich entstanden ist. Das würde für die Unfallversicherung bedeuten, daß einem körperlich schwer arbeitenden Menschen ein bei der Arbeit auftretender Leistenbruch auch entschädigt werden müsse. In diesem Punkt weicht unser heutiger Standpunkt von dem früheren ab. Wie oben ausführlich begründet wurde, müssen wir auch die durch dauernde Anstrengung während der Arbeit allmählich entstandenen Preßbrüche ablehnen.

Beurteilung

Auf Grund unserer Untersuchungen an 1428 Patienten über 15 Jahren, von denen 202 ein Trauma für die Entstehung der Leistenhernien angaben, konnte festgestellt werden, daß nur 4 (= 1,98%) operativ und histologisch als Unfallfolge bestätigt und anerkannt werden konnten; das sind bezüglich der Gesamtzahl aller Untersuchten 0,281%.

Daraus ergibt sich:

1. Als nicht unfallbedingt anzusehen ist der sogenannte „Preßbruch". Dies ist der Bruch, der bei schwerem Heben oder anderer vermehrter Betätigung der Bauchpresse auftritt. Es ist dabei der leere Bruchsack vorgebildet; es erfolgt lediglich die plötzliche, erstmalige Füllung des schon vorhandenen Bruchsackes während der Arbeit. Es kann daher auf Grund einer einmaligen Anstrengung keine wesentliche Verschlimmerung angenommen werden.

2. Das Bestehen von ein- oder beidseitigen Brüchen bei Varicen bzw. Senk- und Spreizfüßen mahnt, besonders strenge Maßstäbe anzulegen, da diese Veränderungen einen Hinweis auf die allgemeine Bindegewebsschwäche als sog. Krankheit geben.

3. Die Erfahrung hat gelehrt, daß ein traumatisch entstandener Bruch bei der Entstehung niemals größer als ein Hühnerei war.

4. Der Unfall, der als Ursache für die Hernie angesehen wird, muß ein Unfall im Sinne des Gesetzes sein.

5. Anerkannt werden kann nur eine Form der traumatisch entstandenen Hernien: Der *Rißbruch* im Sinne PAALZOWs.

Für die Anerkennung ist zu fordern:

Ein entsprechender Lokalbefund — wie örtliches Ödem, Blutungen oder Gewebszerreißungen. Der Nachweis kann bei einer bald nach dem Unfallereignis vorgenommenen Operation durch den Befund eines Hämatoms erbracht werden; bei später durchgeführten Eingriffen lassen sich zumindest Residuen einer Blutung (die obligat ist!) feststellen.

6. Im sofortigen Anschluß an den Unfall müssen subjektive und objektive Symptome aufgetreten sein: sofortige Schmerzen, die den Kranken zur Niederlegung der Arbeit zwangen bzw. das Aufsuchen eines Arztes veranlaßten, der fallweise den Befund eines kleinen Bruches, einer engen Bruchpforte mit Repositionsschwierigkeiten erheben konnte.

7. Die Operation ist in jedem Falle vorzuschlagen, einmal zur Klärung der Bruchgenese, zum anderen wegen der Einklemmungsgefahr.

8. Die Operation dieser Brüche muß einen angeborenen Bruchsack ausschließen.

9. Wenn die traumatische Genese eines Bruches nachgewiesen wurde, so ist im allgemeinen ein Erwerbsminderungsgrad von 10% für den unkomplizierten nicht radikal operierten Bruch anzunehmen, sofern der Bruch zu sonst keinen Weiterungen geführt hat. Der Grad der MdE. richtet sich jedoch unter Berücksichtigung des objektiven Befundes nach zusätzlichen Störungen, wie z. B. Darmpassagehindernis, Blaseneinklemmung, Hodenatrophie, Gangrän und Perforation des Darmes mit den entsprechenden Folgeerscheinungen;

10. Die unfallweise Entstehung der Einklemmung eines vorhandenen Bruches ist im Sinne einer Verschlimmerung eines bestehenden Leidens anzuerkennen.

Literatur

AIEVOLI, E.: Rif. med. 38, H. 33 (1922). Ref. in: Zentr.-Org. ges. Chir. 20 (1923). — ALLEVI, G.: Lavoro 14, H. 4 (1923). Ref. in: Zentr.-Org. ges. Chir. 24 (1924). — BAUER, K. H.: Dtsch. Z. Chir. 162 (1921). — BAYER, C.: Zbl. Chir. 52, H. 37 (1925). — BERGER, P.: Rev. Chir. (Paris) 26 (1926). Zit. bei SCHLENDER. — BEREZIN, J. Nov. hir. Arh. 12 (1931). Ref. in: Zentr.-Org. ges. Chir. 58 (1932). — BERNSTEIN, P.: Arch. klin. Chir. 100 (1913). — BIER, O.: Beckers Lehrbuch für ärztliche Sachverständigentätigkeit, 1914. — BILFINGER: Arch. klin. Chir. 64 (1901). — BIRKENFELD, W.: Chirurg 1, 120 (1929). — Arch. klin. Chir. 158 (1930). — BLACK, S.: Sth. med. J. (Bgham. Ala.) 14, H. 8 (1921). Ref. in: Zentr.-Org. ges. Chir. 17 (1922). — BLASIUS, H.: Mschr. Unfallheilk. I (1894). — BRAMANN, O.: Arch. klin. Chir. 40 (1890). Zit. bei JONAS. — BÜRKLE DE LA CAMP, H., u. P. ROSTOCK: Handbuch der ges. Unfallheilkunde, 1955. — BUMM, E.: Die äußeren Abdominalhernien. Berlin 1931. — BUZUTOV, P.: Vestn. hir. 85/86 (1933). Ref. in: Zentr.-Org. ges. Chir. 65 (1934). — CASATI, E.: Ann. méd. lég. 16 (1936). Ref. in: Zentr.-Org. ges. Chir. 53 (1931). — CAMPER u. WRISBERG: Zit. bei JONAS. — CHAMPONNIÈRE, L.: J. Med. Chir. prat. H. 7 (1906). Zit. bei JONAS. — CHERNER, M.: Amer. J. Surg. 44 (1939). — Ann. Surg. 99 (1934). — COOPER, A., u. WRISBERG Zit. bei JONAS. — CORNING, H. K.: Topographische Anatomie, 1923. — CUPLI: Mschr. Unfallheilk. 42 (1935). — DOMENICHINI, G.: Boll. Soc. med.-chir. Modena 26 (1925). Ref. in: Zentr.-Org. ges. Chir. 34 (1926). — DRÜNER, L.: Dtsch. Z. Chir. 238 (1932). — EHALT, W.: Med. Unfallheilkunde, 1940. — EVANS, P.: Lancet 1942, II. — FELIX, W.: Zit. bei BUMM. — FISCHER, A. W., P. HERGET u. G. MOLINEUS: Das ärztliche Gutachten im Versicherungswesen, 1955. — FRANK u. GOLDENER: Zit. bei JONAS. — GORELIKO, S.: Nov. hir. Arh. 5 (1928). Ref. in: Zentr.-Org. ges. Chir. 46 (1929). — GRASER, E.: In Handbuch der prakt. Chirurgie, Bd. III, 1929. — GRASSI, E.: Prat. Chir. 2 (1929). Ref. in: Zentr.-Org. ges. Chir. 47 (1929). — GRIDNEV, A.: Nov. hir. Arh. 8 (1929). Ref. in: Zentr.-Org. ges. Chir. 48 (1930). — Dtsch. Z. Chir. 237 (1932). — HAFFERL, A.: Topographische Anatomie 1954. — HENKE: siehe SCHARETZKY. — HESSELBACH, F. K.: Zit. bei REICHLE. — HERBST, R.: Zbl. Chir. 58 (1929). — HOPKINS, CL.: Ann. Surg. 90 (1929). — HOWELL, A., u. BRAZIER: Surgery 6 (1939). — HAEGLER, C. S.: Arch. klin. Chir. 66 (1902). — HUECK, W.: Zieglers Beiträge, 1920. Zit. bei REICHLE. — HUGHSON, W.: Surg. etc. 41, H.5 (1925). — HUNTER, R.: Brit. J. Surg. H. 53 (1926). Ref. in: Zentr.-Org. ges. Chir. 36 (1926). — JACQUES, E.: Canad. med. Ass. J. 22 (1930). Ref. in: Zentr.-Org. ges. Chir. 50 (1930). — JONAS, D.: Chirurg 17/18, 368 u. 412 (1947). — KAUFMANN, C.: Handbuch der Unfallmedizin, 1925. — KIRSCHNER, H. u. O. NORDMANN: Die Chirurgie, Bd. 6, 1927. — KÖNIG, F., u. G. MAGNUS: Handbuch der ges. Unfallheilkunde, 1932. — KÜHNE: Mschr. Unfallheilk. 9, 12 (1902). — LARISCH, R.: Dissertation 1939. Ref. in: Zentr.-Org.

ges. Chir. **101** (1941). — LEDDERHOSE, G.: Zit. bei JONAS. — LINIGER, H., u. G. MOLINEUS: Der Unfallmann, 1950. — LOTHEISEN, G.: Arch. Orthop. Unfall-Chir. **4** (1906). — LYONNET, P.: Ann. méd. lég. **19** (1939). Ref. in: Zentr.-Org. ges. Chir. **94** (1939). — Ann. méd. lég. **20** (1940). Ref. in: Zentr.-Org. ges. Chir. **99** (1940). — MAC GREGOR, W. W.: Surg. etc. **49** (1929). — MALGAIGNE, J. F.: Zit. bei JONAS. — MINOR-NICHOLS, H.: Amer. J. Surg. **83** (1952). — MARGORIN, E.: Sovet. Chir. **4** (1935). Ref. in: Zentr.-Org. ges. Chir. **78** (1936). — MOORHEAD, J.: J. Amer. med. Ass. **98** (1932). Ref. in: Zentr.-Org. ges. Chir. **49** (1930). — Amer. J. Surg. **47** (1940). — MORO, G.: Beitr. klin. Chir. **63** (1909). — MOSKALENKO, V.: Nov. Hir. Arh. **3** (1927). Ref. in: Zentr.-Org. ges. Chir. **43** (1928). — Arch. Orthop. Unfall-Chir. **26** (1928). — MURRAY, R. W.: Hernia, its cause and its treatment, London 1910. — NEDELKOS, K.: Zbl. Chir. **64** (1937). — OUDARD, J.: J. Chir. (Fr.) **20** (1922). Ref. in: Zentr.-Org. ges. Chir. **42** (1928). — PAALZOW, W.: Entscheidungen des Reichsversorgungsgerichts, 1921. — PARTSCH, F.: Bei BÜRKLE DE LA CAMP und ROSTOCK: Handbuch der ges. Unfallheilkunde, 1955. — PAOLI, E.: Arch. ital. chir. **4** (1923). Ref. in: Zentr.-Org. ges. Chir. **17** (1922). — PHIPPEN, W.: Boston med. surg. J. **189** (1923). Ref. in: Zentr.-Org. ges. Chir. **27** (1924). — POMETTA, D.: Rev. méd. Suisse rom. **189**, H. 22 (1934). Ref. in: Zentr.-Org. ges. Chir. **68** (1934). — REBUSTELLO, E.: Riv. Chir. **4** (1938). Ref. in: Zentr.-Org. ges. Chir. **91** (1939). — REICHLE, R.: Ergebn. Chir. u. Orthop. **20** (1927). — ROBINEAU, M.: Ann. méd. lég. **20** (1940). Ref. in: Zentr.-Org. ges. Chir. **101** (1941). — ROSER, W.: Zit. bei REICHLE. — RUSSEL, Th. H.: Surg. Clin. N. Amer. **10** (1930). Ref. in: Zentr.-Org. ges. Chir. **51** (1930). — SCHIFFERLI, E.: Ann. méd. lég. **20** (1940). Ref. in: Zentr.-Org. ges. Chir. **99** (1940). — SCHAREZKY, B.: Z. Versich. med. **6** (1913). — SCHLENDER: Brun's Beitr. **66** (1910). — SEULBERGER, P., F. KRÖNIG u. W. MARKGRAF: Z. menschl. Vererb- u. Konstit.-Lehre **29**, 517 (1949/50). — SELLENINGS, A.: N. Y. med. J. **111** (1920). Ref. in: Zentr.-Org. ges. Chir. **8** (1920). — SEIFERT, E.: Arch. klin. Chir. **171** (1932). — THÖLE, F.: Dtsch. milit.ärztl. Z. **40**, H. 2 (1911). — THIEM, C., u. C. KAUFMANN: Handbuch der Unfallerkrankungen 1. u. 2. Aufl. (1898 u. 1910). — VERTH, M. ZUR: Dtsch. Z. Chir. **197** (1926). — Veröff. Heeressan.wes. H. **108** (1939). — Jkurse ärztl. Fortbild. **28** (1937). — VOLKMANN, J.: Langenbecks Arch. klin. Chir. **273**, 820 (1953). — WERNHER, A.: Arch. klin. Chir. **11** (1869). — WATSON, L. F.: Amer. J. Surg. **42** (1938). Ref. in: Zentr.-Org. ges. Chir. **92** (1939). — WETTE, E.: Zbl. Chir. **7** (1935). — Zbl. Chir. **68** (1941). — WEBER, G.: Zbl. Chir. **75** (1950). — ZISA, S.: Arch. Pat. Clin. med. **3** (1924). Ref. in: Zentr.-Org. ges. Chir. **30** (1925). — ZOLLINGER, F.: Mschr. Unfallheilk. **21**, H. 4 (1914). — ZUCKERKANDL, F.: Arch. klin. Chir. **20** (1877).

SPRINGER-VERLAG · BERLIN · GÖTTINGEN · HEIDELBERG

Hefte zur Unfallheilkunde

Heft 55: Verhandlungen der Deutschen Gesellschaft für Unfallheilkunde, Versicherungs- und Versorgungsmedizin. XX. Tagung am 17. und 18. Mai 1956 in Heidelberg. Im Auftrage des Vorstandes herausgegeben von Professor Dr. R. Herget, Essen. Mit 162 Abbildungen im Text. V, 265 Seiten Gr.-8°. 1957.　　　　DM 39,60

Heft 56: Verhandlungen der Deutschen Gesellschaft für Unfallheilkunde, Versicherungs- und Versorgungsmedizin. XXI. Tagung am 6. und 7. Juni 1957 in Köln. Im Auftrage des Vorstandes herausgegeben von Professor Dr. R. Herget, Essen. Mit 81 Abbildungen im Text. V, 241 Seiten Gr.-8°. 1958.　　　　DM 39,60

Heft 57: Die Begutachtung des Unfallzusammenhanges der Meniscusbeschädigung. Von Privatdozent Dr. **Heinrich Breitenfelder**, Chefarzt der Orthopädischen Klinik Kassel. Mit 4 Abbildungen. IV, 40 Seiten Gr.-8°. 1958.　　　　DM 7,60

Heft 58: Experimentelle Grundlagen für den Aufbau einer neuen Knochenbank. Von Dr. med. **Armin Bauermeister**. Mit einem Geleitwort von Professor Dr. R. Wanke, Direktor der Chirurgischen Universitätsklinik Kiel. Mit 60 Abbildungen. IX, 145 Seiten Gr.-8°. 1958.　　　　DM 29,60

Heft 59: Zerreißung des äußeren und inneren Knieseitenbandes. Behandlungsergebnisse von 1211 röntgenologisch nachgewiesenen und mit Hollerithkarten verarbeiteten Fällen. Von Dr. **Erich Jonasch**, aus dem Arbeitsunfallkrankenhaus Wien XX der AUVA, Leiter Professor Dr. L. Böhler. Mit 57 Abbildungen. VIII, 88 Seiten Gr.-8°. 1958.　　　　DM 18,60

Heft 60: Verhandlungen der Deutschen Gesellschaft für Unfallheilkunde, Versicherungs-, Versorgungs- und Verkehrsmedizin. XXII. Tagung am 22. und 23. Mai 1958 in Kiel. Im Auftrage des Vorstandes herausgegeben von Professor Dr. R. Herget, Essen. Mit 51 Abbildungen im Text. IV, 175 Seiten Gr.-8°. 1959.　　　　DM 32,40

Heft 61: Zur Frage der unfall- und berufsbedingten Sehnenscheidentuberkulose. Von Professor Dr. med. **T. Burckhart**, Chirurgische Universitätsklinik Mainz. Direktor: Professor Dr. G. Brandt. Mit 2 Abbildungen. IV, 24 Seiten Gr.-8°. 1959.　DM 5,—

Heft 62: Verhandlungen der Deutschen Gesellschaft für Unfallheilkunde, Versicherungs-, Versorgungs- und Verkehrsmedizin. XXIII. Tagung am 7. und 8. Mai 1959 in Berlin. Im Auftrage des Vorstandes herausgegeben von Professor Dr. R. Herget, Essen. Mit 77 Abbildungen im Text. IV, 224 Seiten Gr.-8°. 1960.　　　　DM 37,60

Die Abonnenten der „Monatsschrift für Unfallheilkunde" erhalten die „Hefte zur Unfallheilkunde" zu einem gegenüber dem Ladenpreis um 20% ermäßigten Vorzugspreis.

SPRINGER-VERLAG · BERLIN · GÖTTINGEN · HEIDELBERG

Die Eingriffe in der Bauchhöhle

Von **Martin Kirschner,** weiland o. Professor, Direktor der Chirurgischen Klinik der Universität Heidelberg. Neu bearbeitet von Dr. **Rudolf Zenker,** o. Professor, Direktor der Chirurgischen Klinik der Universität Marburg/Lahn. (Allgemeine und spezielle chirurgische Operationslehre. Begründet von **Martin Kirschner.** Zweite Auflage. In zehn Bänden. Siebenter Band, Erster Teil.)

Mit 556 zum großen Teil farbigen Abbildungen und einem Tabellen-Anhang. XVIII, 868 Seiten Gr.-8°. 1951. Ganzleinen DM 248,—

Bei Verpflichtung zur Abnahme des Gesamtwerkes Subskriptionspreis Ganzl. DM 198,—

Aus den Besprechungen: .... Zenker hat es unternommen, die in der ersten Auflage der Kirschnerschen Operationslehre noch von Kirschner selbst dargestellten „Eingriffe in der Bauchhöhle" neu zu bearbeiten und nach vielen Richtungen zu ergänzen. ... Bereits das neu vorangestellte Kapitel „Über allgemeine Maßnahmen vor, während und nach Eingriffen in der Bauchhöhle" kündet die tiefgehende Modernisierung an. Die Berücksichtigung von Fragen der Ernährung, der Pflege des Wasser-, Salz-, Kohlenhydrat-, Eiweiß- und Vitaminhaushaltes, von Maßnahmen bei Stoffwechselstörungen usw. zeigt, daß es hier um eine einleitende allgemeine operative Chirurgie, ausgerichtet auf die speziellen Bedürfnisse der Bauchchirurgie, handelt. Selbstverständlich sind auch sonst die neuen und großen Fortschritte der allgemeinen Chirurgie eingefügt. ... Überblickt man das ganze Werk, so ergibt sich: der Grundplan Kirschners blieb ebenso pietätvoll gewahrt, wie die Chirurgie der Bauchhöhle auf den heutigen Stand unseres Wissens und Könnens lückenlos fortgeführt wurde. Die Abbildungen sind durchweg klar und übersichtlich. Das Werk hat in Vollständigkeit, Ausstattung und Modernität in der Weltliteratur nicht seinesgleichen. ...

Professor *Bauer*, Heidelberg, in „*Der Chirurg*"

Die Eingriffe bei den Bauchbrüchen einschl. der Zwerchfellbrüche

Von **Martin Kirschner,** weiland o. Professor der Chirurgie, Direktor der Chirurgischen Klinik der Universität Heidelberg. Neu bearbeitet von Dr. **Rudolf Zenker,** o. Professor der Chirurgie, Direktor der Chirurgischen Klinik der Universität Marburg/Lahn, unter Mitarbeit von Dr. **Werner Grill,** Assistent der Klinik. (Allgemeine und spezielle chirurgische Operationslehre. Begründet von **Martin Kirschner.** Zweite Auflage. In zehn Bänden. Siebenter Band, Zweiter Teil.)

Mit 179 zum großen Teil farbigen Abbildungen. X, 270 Seiten Gr.-8°. 1957.
 Ganzleinen DM 168,—

Bei Verpflichtung zur Abnahme des Gesamtwerkes Subskriptionspreis Ganzl. DM 134,40

Aus den Besprechungen: „... Die Darstellung der operativen Eingriffe erfolgte mit äußerster Sorgfalt unter Berücksichtigung aller bekannten Bruchformen. Besonders klar und ausführlich wurden auch die Operationen bei den Zwerchfellbrüchen beschrieben, die in der ersten Auflage nur kurz erwähnt worden waren, während sie in der zweiten Auflage ein Kapitel von mehr als 50 Seiten umfassen. Aber auch sonst läßt sich die neugestaltende Hand überall erkennen, was wohl verständlich ist, sind doch seit dem Erscheinen der ersten Auflage 24 Jahre vergangen, in denen manche wichtige Erfahrung gesammelt wurde. Das Buch ist didaktisch hervorragend und ebenso vorzüglich sind die höchst instruktiven Bilder und die gesamte Ausstattung..."

Professor *P. K. Frey*, München, in „*Klinische Wochenschrift*"

MIX
Papier aus verantwortungsvollen Quellen
Paper from responsible sources
FSC® C105338

If you have any concerns about our products,
you can contact us on
ProductSafety@springernature.com

In case Publisher is established outside the EU,
the EU authorized representative is:
**Springer Nature Customer Service Center GmbH
Europaplatz 3, 69115 Heidelberg, Germany**

Printed by Libri Plureos GmbH
in Hamburg, Germany